SHODENSHA
SHINSHO

# 臓器の時間

## ――進み方が寿命を決める

伊藤 裕



祥伝社新書

## プロローグ——「人造人間」と「再生医療」

私は一九五〇年代生まれです。「週刊少年マガジン」「週刊少年サンデー」が創刊されたのがちょうどその頃、一九五九年です。

少年時代の私にとって、マンガ雑誌に掲載されていたロボットたち——鉄腕アトム、鉄人28号、エイトマン——の体の内部をスケルトンに、詳細に、そして正確に（当時の伊藤《いとう》少年にはそう思えた）描いた図は宝物でした。見ているだけでとにかくワクワクしました。

しかし、一九六四年、「週刊少年キング」に連載された石森章太郎《いしもりしょうたろう》（のちに石ノ森《いしのもり》章太郎）のサイボーグ009はすこし難解でした。サイボーグって、どう解釈すればいいの？と、とまどいました。

サイボーグの定義を論じるとややこしいのですが、「サイバネティック・オーガニズム」の略で、人間の遺伝的性質を変えず、当時流行《はや》りの自動制御理論（サイバネティクス）によって駆動制御される〝部品〟で、身体能力を拡張した人間ということのようです。いわゆる「人造人間」です。

当時、私はそんなことはもとより理解できず、「人工筋肉」「人工皮膚《ひふ》」などもイメージできませんでした。どうして〝生身のからだ〟のなかに人工の臓器が収まるのか、ただただ不安でした。9人のサイボーグ戦士のなかで、サイボーグ001は脳が改造されています。彼は、人間なのでしょうか。

最近、女優アンジェリーナ・ジョリーが、乳がんの予防のために両方の乳房を切除したことが話題になりました。母親が乳がんで10年間闘病されており、ご自身、BRCA1というがん抑制遺伝子に異常を持っていることが判明して、決断されたようです。

乳腺組織を取り除いても、最新の形成外科技術を以《もっ》てすれば、見た目はまったく変わらない乳房の「形」がそこにはあるのでしょう。私は、「臓器」に向き合う真剣な新しい姿勢を彼女に感じました。

iPS細胞を作り出し、ノーベル生理学・医学賞を受賞した山中伸弥《やまなかしんや》博士は、その人柄の良さを誰からも絶賛されています。私も、ES細胞（胚性幹細胞《はいせいかんさいぼう》）を使った再生医療の研究を京都大学で行なっていた関係上、10年以上おつきあいいただいていますが、大変謙虚な方で、どなたにも敬意を払ってつきあわれます。

さて、「臓器」を再生できるかもしれないという夢は、iPS細胞の発見で、一気に現実味を帯《お》びてきました。遺伝病など特殊な病気で、ひとつの臓器だけがおかしくなる場合や、突然事故で体の一部が失われてしまった場合など、再生医療は威力を発揮するかもしれません。

しかし、多くの人は、「再生医療」という言葉に、「若返り医療」をイメージするのではないでしょうか。壊れたパーツをどんどん取り替えて「人造人間」になっていくことで、私たちはいつまでも若々しく生きることができるのでしょうか。

iPS細胞の医療応用は、おおいに期待されます。しかし、私は、少なくともiPS細胞から作られた臓器の移植医療と、若返り医療いわゆる〝アンチエイジング〟とは無縁であると思います。年老いて、さまざまな臓器がぼろぼろになったあとに、ひとつの「臓器」を、iPS細胞で作った「新品」に置き換えても、若さを取り戻すことは難しいのです。

私たちの体内では、多くの臓器がおたがいに連携して見事なチームプレーを演じることで、〝生き生きとした〟生活が作り出されています。

マンガでは、サイボーグ戦士たちはパワーアップしてもなお「普通の人間に戻りたい」と渇望していました。その叫びは真実でしょう。

本書では、「人造人間」を目指すのではなく、多くの「臓器」たちの集合体としてわれわれの人体を見直し、「親からもらった大切な体」をどうすれば長持ちさせられるかを、「臓器の時間」という視点でお話ししたいと思います。

二〇一三年十一月

伊藤《いとう》 裕《ひろし》

目次

第2章

## 臓器は考える
### ――臓器の思考と脳への指示

第3章

## 臓器はつながる

### ――臓器連関とメタボリックドミノ



第4章

## 臓器は記憶する

### ――臓器に残る治療記憶

第5章

# 臓器の記憶を書き換える
## ――「時空医療」への挑戦

第6章

# 臓器の寿命を延《の》ばす

## ――「美」を求めるチカラと寿命の関係

第7章

# 年齢別に変化する臓器
## ――臓器を鍛《きた》えるには“時期”がある

付

# 健康診断でわかる「臓器の時間」

図版作成／篠　宏行

# 第1章

# 臓器の時間

## ——臓器には寿命がある

## 人生のどん底はいつ？

アメリカのアンケート調査によれば、人生で一番つらく感じる時は45～46歳あたりという結果が出ています。

多くの方は、その年齢までは年年歳歳《ねんねんさいさい》、つらいこと、苦しいことがどんどん増えていくように思っています。しかし、その年齢を過ぎると、日々の生活を送ることがすこしずつ〝楽になる〟と感じるようです。このことは、水道管の配管を模《も》して、「U字管現象」と呼ばれます（図表1）。

その年齢の頃は、仕事では中間管理職で、上からガミガミ言われ、下からは突き上げられる。いっぽう、家庭ではまだまだ子どもには手がかかり、教育費も馬鹿にならない。八方塞《はっぽうふさ》がりです。

日本には、厄年《やくどし》というものがあります。数えの42歳が男子の本厄《ほんやく》ですが、まさにU字管の一番低いところにあたります。中国最古の内科学書『黄帝内経《こうていだいけい》』にも、「男子40歳を越えると、そのさかりを越える」と書かれています（ちなみに女性は「28歳がピークで、49歳になると生理がなくなり、精気が枯渇する」と書かれていますが、現代女性

**図表1　水道管ゲーム**

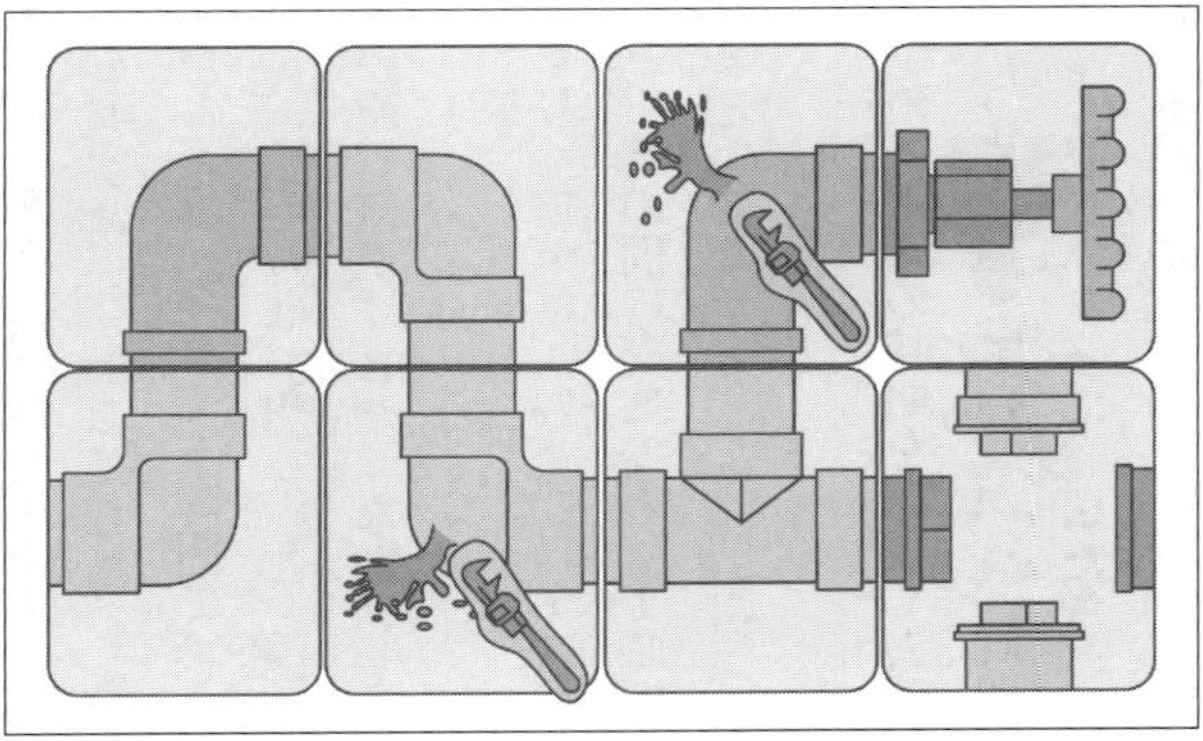

人生は、水《みず》漏《も》れを修理しながら進んでいくゲーム

のパワーとは明らかに食い違っています）。

洋の東西を問わず、40歳過ぎが危ない年齢と言えるようです。しかし、その年齢を越えるとどうでしょう。

職場での地位は上がり、発言権も高まり、自分がやりたい仕事ができるようになる。家庭でも、子どもに手がかからなくなり、夫婦ふたりの時間を持てるようになるなど、確かに、〝楽になってくる〟のではないでしょうか。

まだ、その年齢に達していない方は、どうか希望を持って〝もうすこし〟我慢してください。

## なぜ、年を取ると時間の流れが〝速く〟なるのか？

年を取ると、今までできたことができなくなったり、時間がかかるようになります。たとえば、今まで1時間でできたことが1時間半かかるようになったとします。しかし、私たちは、悲しいことに自分がスローになったことになかなか気づきません。いや、気がつきたくないのです。自分はまだまだ若い時と同じだと信じています。

つまり、自分は、いまだに1時間でできていると思っています。しかし、周《まわ》りを見回すと、その間に、他の人は1時間半のことをしていることに気づきます。その驚きとまどいのなかで、「時間が速く流れるようになった」と思うのではないでしょうか。

人生のどん底の時期を過ぎて人生がどんどんバラ色になっていく、楽しい時間はあっというまに過ぎていくから、時間が速く流れるように感じるわけでは必ずしもありません。悲しいことに、私たちの体が〝衰《おとろ》えていく〟から、時間が速く流れるように感じるのです。

しかし、時間が速く流れると感じるふたつの原因、つまり、年を取るなかで、人生がだんだん楽しくなっていくことと、体がどんどん衰えていくこととは、まったく異なったことではないと私は思います。

楽しい時間を過ごす時、私たちは、他のことを忘れてしまって、そのことだけに集中しているのではないでしょうか。しないといけないことを後回しにしていないでしょうか。だから、あっというまに時間が過ぎていったと感じるのだと思います。

浦島太郎は、竜宮城で毎日どんちゃん騒ぎ、ただ飲めや歌えの生活をして3年間過ごしただけなのに、元の世界に帰ると300年経《た》っていたのです。

## 「臓器の時間」とは何か？

脳、心臓、腎臓、肺、胃、腸などなど……。私たちの体は、さまざまな臓器から成り立っています。年を取ると、こうした臓器の機能は、どんどん衰えていきます。それぞれの臓器たちも、年齢を重ねるうちにそれぞれの思いで、「時間が経つのが速いなあ」と感じているのです。

臓器には、各々「賞味期限」があります。心臓は、どのような動物でも、一生で約20億回の心拍を打つと言われています。心拍数の速いものほど、寿命は短いのです。ネズミの心拍数は1分間３００回ぐらいで、人間の心拍数は1分間50〜80回ぐらいです。われわれは、ネズミより寿命がはるかに長いですし、同じ人間のなかでも一般的には、脈が遅い人のほうが長生きの傾向があります。

臓器はそれぞれが「砂時計」を持つ、とたとえられます。砂の量が、その臓器の稼働時間を示し、すべての砂が底に落ち切った時が、その臓器の「死」です。脳や心臓の死は、私たちの肉体の死に直結します。

私は、臓器の「砂」が落ちていくスピードを「臓器の時間」、あるいは「臓器の時間」の進み方と呼びたいと思います。老化のなかで臓器機能が障害されていくと、どんどん「砂」の落ちるスピードは速くなって、あっというまに「砂」は尽きてしまいます。

## もっとも早く老いる臓器

「ヒトは血管と共に老いる」――これは、今日の医学教育の礎《いしずえ》を築いた、カナダの医学者ウイリアム・オスラーのあまりにも有名な言葉です。

「臓器の時間」を決めるひとつの大きな要因は、臓器へ供給される血液の量です。動脈硬化が進み、血管が細くなったり、詰まったりすることで、脳や心臓への血液供給が乏《とぼ》しくなり、脳梗塞《のうこうそく》や心筋梗塞《しんきんこうそく》が起こります。

血液量が臓器の機能維持の生命線であることは容易に理解できるでしょう。それでは、逆に数ある臓器のなかで、どの臓器がもっとも多くの血液を消費するのでしょうか？

心臓は、体の各臓器に酸素を供給するため、１分間に５ℓの血液を送り出しています。しかし、この〝血液分配人〟心臓は、全体の５％しか血液を使いません。「人間は考える葦《あし》である」（パスカル）ということで、脳への血液分配がナンバーワンと思われるかもしれませんが、そうでもありません。

実は、第１位は腸で30％の血液を消費します。第２位は腎臓で20％の血液を使用します。第3位が脳と骨格筋で15%です。確かに、脳は重量が体全体の2・5%しかないわりには、血液を多量に必要とする臓器です。そして腸と腎臓、このふたつの臓器こそ、「臓器の時間」の進み方が速いのです。つまり、「老いやすい臓器」です。

最近、「老化の指標」と考えられているp16というタンパク質の発現を、生きたままの動物で長期間観察する研究が報告されました（Ohtani N et al. Cell Division 2010, 5:1）。

p16は、細胞が分裂して増えることに対してブレーキをかけるタンパク質です。がんは、細胞の増殖が無制限に続く病気ですが、p16は無制限に細胞が増えていくことに歯止めをかけます。ですから、p16は「がん抑制遺伝子」と呼ばれているのです。食道がんや胃がんでは、このp16が働かなくなっていることが確かめられています。逆に、p16が強く働くと細胞は増えにくくなり、細胞の老化が進んでいると考えられます。

さて、年を取っていくなかで、まずp16が強く働くようになった臓器は何か？ それは、腸と腎臓でした。このことは、腸と腎臓こそが、「臓器の時間」の流れが速い

**図表2　年齢別の腎臓の機能**

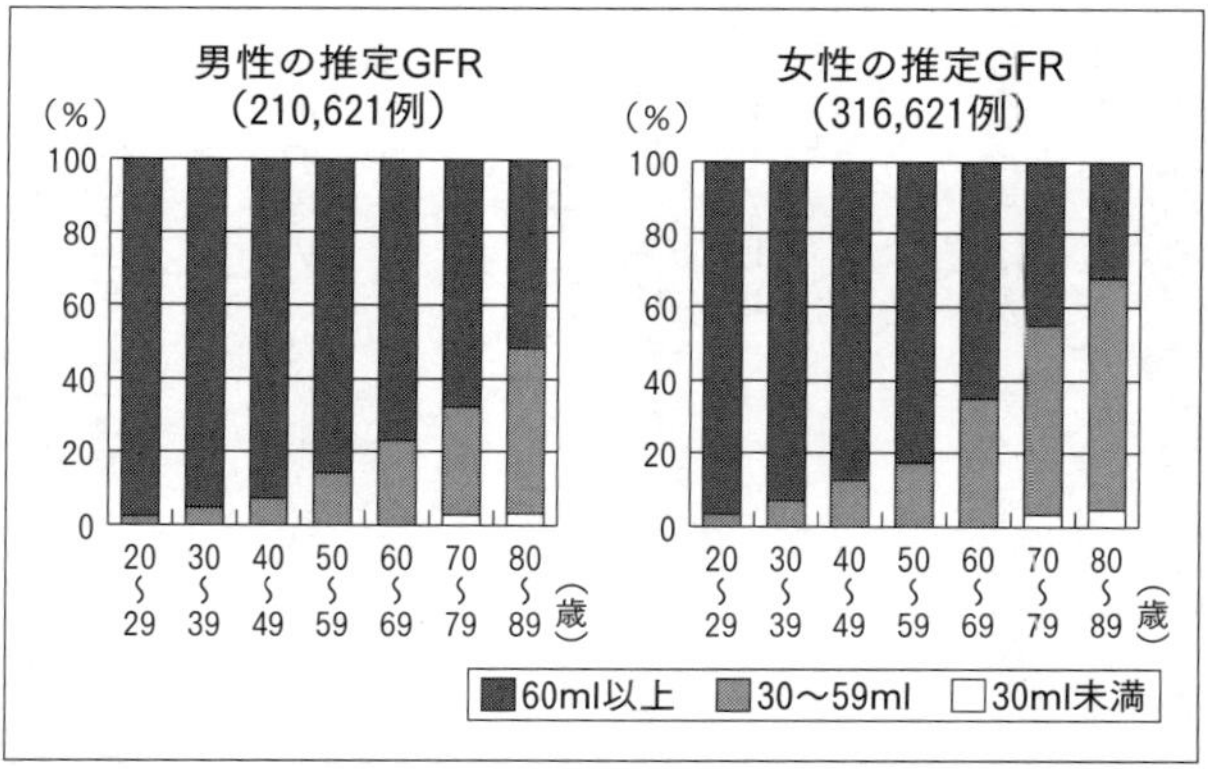


ＧＦＲ（糸球体濾過率）：腎臓が１分間にどれだけ血液を浄化できるかを示す。正常は100ml程度

ことを示しています。

実際に、腎臓の機能を表わす数値（糸《し》球《きゅう》体《たい》濾《ろ》過《か》率《りつ》）は、年齢と共に直線的に低下することが示されています。もちろん、特別な腎臓の病気になった人はすぐに腎臓の機能は低下しますが、腎臓を障害する原因がなくとも、どんな人間でも年を重ねることで腎機能は確実に〝きれいに〟低下していきます（図表2）。

長寿の人は、この低下がなだらかです。腎臓は、まさに老化のスピード、「臓器の時間」を教えてくれる時計なのです。このように書くと、「腸と腎臓、つまり便と尿を排泄《はいせつ》する臓器が疲れやすい。それほど排泄行為は大変なのだ」と思われるかもしれません。しかし、実際はまったく逆です。

腸も腎臓も、体の「外」から「内」へ物を「吸収する」仕事をしていて、このことが大変疲れるのです。腸が吸収するというのは理解できますが、なぜ腎臓が吸収なのでしょうか？

腎臓では、まず糸球体というフィルターで、「汚《きたな》くなった」血液が濾過されます。このプロセスにはエネルギーがいりません。その結果、1日100ℓの「尿の素《もと》（「原尿《げんにょう》」と呼ばれます）」が作られます。人間の1日の尿量は1～2ℓですから、原尿の99％が再び吸収されて利用されるのです。この再吸収に、多量のエネルギーを要するのです。

これは、私たちが海外旅行をする際の出入国審査に似ています。どの国でも、外国人が自分の国に入ってくる時は厳しく審査します。どんな変な人間が入国して、悪事を働くかもしれませんから。しかし、いったん入国した外国人が自分の国から退去していく時はハイ、サヨナラという感じの対応です。

自分の体のなかに、体の外にあるもの＝〝異物〟を取り込むという大変骨の折れる作業をしている腸と腎臓が老いやすいのです。この「内」と「外」の問題は「臓器の時間」にとって、別の意味で大変大きな問題になります。

## 「外」に接している臓器が危ない

現在、日本人の死因の第1位は悪性新生物、がんです。第2位は心疾患《しんしっかん》（心臓病）です。心筋梗塞の救命率は上昇しているにもかかわらず、心不全《しんふぜん》による死亡は増えています。第3位は、長らく脳血管疾患（脳卒中）でした。脳卒中は、高血圧が最大の原因です。最近は、高血圧に対する良い薬が数多く開発され、確実に血圧を下げられるようになりました。そして、脳卒中の患者さんはどんどん減り、その程度も軽くなってきました。

その結果、二〇一一年には、第3位は肺炎にとって代わられました。新しい感染症が出現したわけではなく、心臓病や脳卒中で寝たきりの方が増え、肺炎を併発することが多くなり、亡くなる方が増えてきたのです（図表3）。

**図表3 日本人の死因の変化**

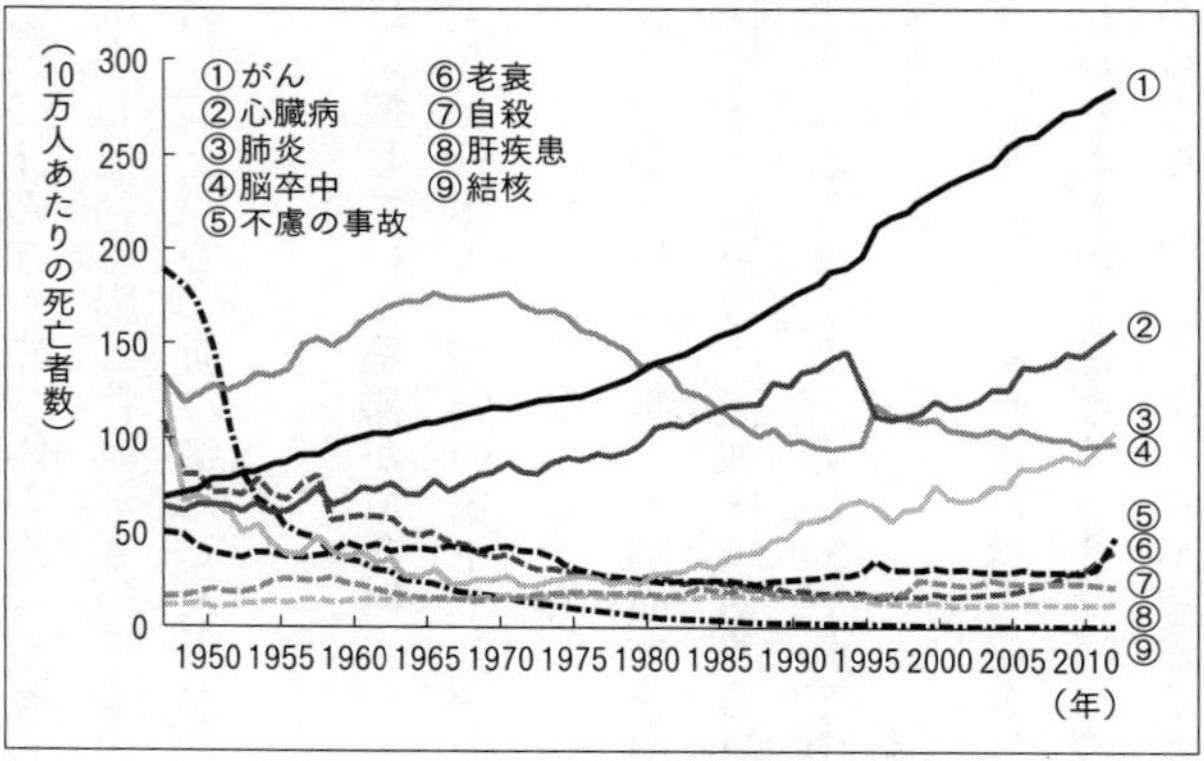


（厚生労働省「人口動態統計」より）

ですから、やはり、がんと血管障害（心臓病や脳卒中）が二大死亡原因であり、「臓器の時間」の重要なカギになります。では、われわれは、どの臓器のがんに気をつけなければいけないのでしょうか？

がんの臓器別死亡者数は、かつて男女共に胃がんが第1位でした。しかし、胃がん検診の発達・普及で横ばいです。逆に、どんどん増えているのは、男性では肺がんです（第1位）。

目立つものとして、大腸がんが男女共に増えており、現在、女性の第1位です。女性では乳がんも増えています（図表4）。

こうした動きの原因のひとつに、肥満の増

## 図表4　がんの部位別の死亡率

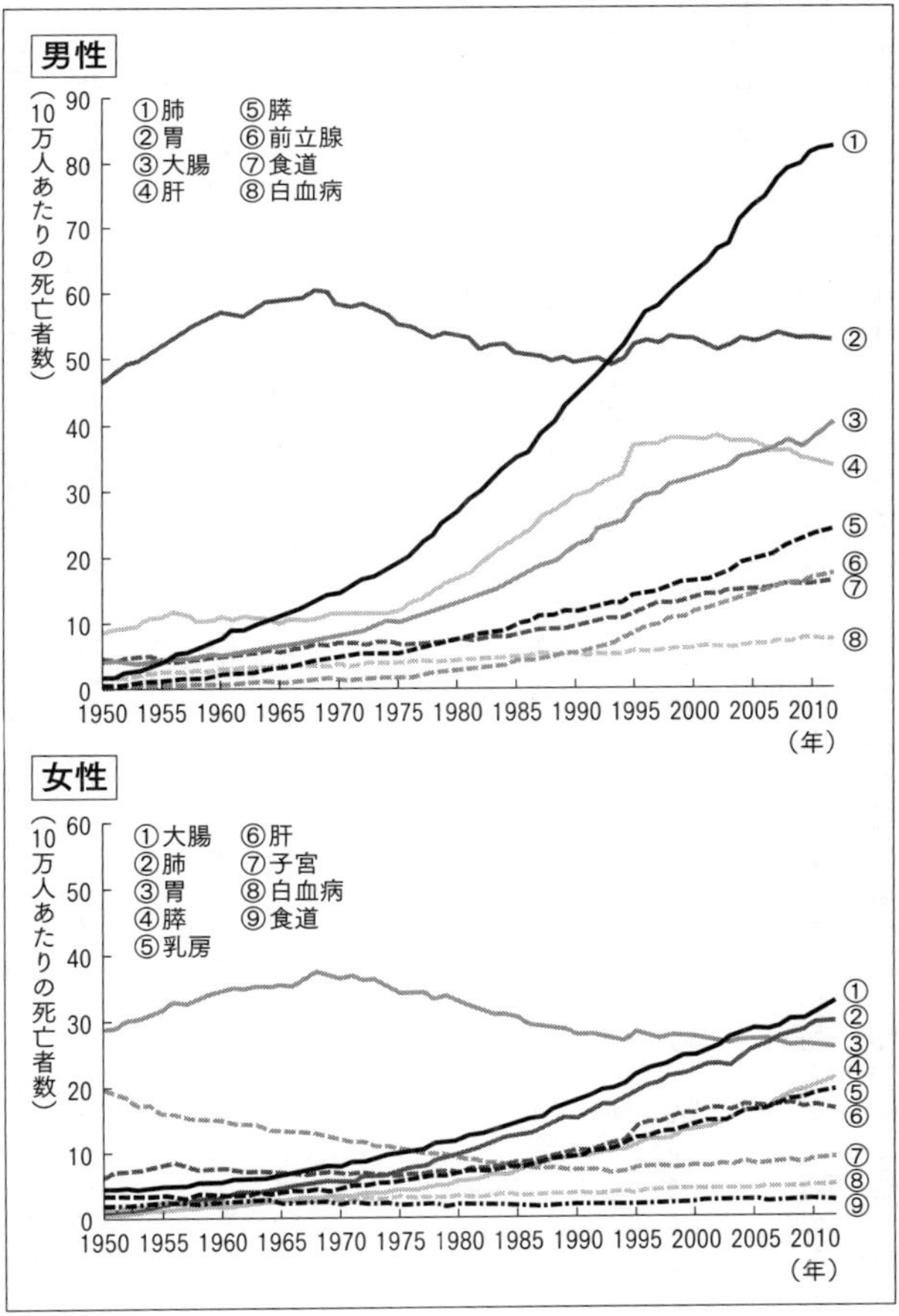


（厚生労働省「人口動態統計」より）

加があります。がんには、肥満や糖尿病になると増えるものがあります。代表的なものが大腸がん、子宮がん、乳がん（閉経後の女性の場合）などです。糖尿病の患者さんは、明らかに肝臓がんや膵臓《すいぞう》がんが増えます。

しかし、私は、がんの要因を違った角度からとらえています。発症頻度の高いがんの場所を見ると、実は、「外気」に触れやすい臓器ほど、がんに侵されやすいと考えることができます。簡単に言えば、「外」の世界と接する臓器ががんになりやすいのです。

体に悪さをするもの――「外敵」と称するものに直接触れる臓器では、外敵が体のなかに入ってこないように防御しなければなりません。そうした臓器では、どうしても外敵により傷つけられる機会が多くなり、がんが起こりやすいのです。

脳は、完全に外界からはシャットアウトされています。ですから、脳腫瘍《のうしゅよう》は大変まれな病気です。

肺は、常に空気に触れています。最近の喫煙率の低下にもかかわらず、肺がんは男女共に増え続けています。その原因は、実はわかっていません。空気中には、われわれがいまだ知らない、がんの発生を促《うなが》す物質がまだまだあるのかもしれません。話題になった、中国の微小粒子状物質ＰＭ２・５などのようなものが空気中にはたくさん漂《ただよ》っています。中国では、大気汚染は死亡原因の15％になり、年間１２３万人が亡くなっているという推計もあります（二〇一〇年度）。

妊娠中に胎児を育て分娩《ぶんべん》する子宮や、産後の新生児に母乳をつくり与える乳腺は、明らかに「外」の世界に接して、その仕事をしています。出産と子育ては、まさに女性が外敵と〝体を張って〟渡り合う一大イベントなのです。

胃がんや大腸がんでは、食べたものが体の「内」に吸収されるプロセスががんの発生に関わっていると思われます。食べもののなかにはいろいろな「外敵」が含まれています。しかし、われわれは栄養分を取らないと生きていけません。あえて危険を冒《おか》して食べ、吸収しているのです。

胃がんが、がん死亡のトップだった事実は、自然な生活では、胃にがんができやすいことを示しています。現在は、早く胃がんを見つけることができるようになったので、胃がんで死ななくなっただけです。胃は依然として、がんが起こりやすい危険地域です。しかし、不思議なことに、胃を過ぎて十二指腸に入ったとたんに、がんの発生はなくなります。小腸のがんはほとんどありません。そして、6メートルに及ぶ小腸を越えて、大腸に入った瞬間に、がんの発生が増えます。

胃を越えると、腸管の世界は、体の「内」に近いということかもしれません。胃までは、「外」の世界に近い腸管の〝玄関口〟なのです。なぜ、小腸でがんが起こらないかを研究すれば、がん発生の新しいメカニズムがわかるかもしれません。

腸管のなかは空気が流れていますが、大腸まで行くと、ほとんど酸素はなくなります。のちほどお話ししますが、私たちの腸管には100兆個以上の細菌が棲《す》んでいます。大腸は無酸素の世界であり、酸素があると生きていけない細菌（嫌気性菌《けんきせいきん》）の楽園を作り出しています。

小腸に比べ、大腸には1000倍以上の腸内細菌が巣くっています。この腸内細菌が発がんに大きく関与しています。最近、大腸の腸内細菌が、胆汁酸《たんじゅうさん》を肝臓のがんの発生を促す物質に変えるという、動物実験の結果が報告されました。腸管の〝出口〟大腸は、胃と同じように、かなり「外」の過酷な世界に近い状況になっているわけです。まさに「鬼は外、福は内」なのです。

「臓器の時間」を速めるがん――私たちはただ恐れるのではなく、がんが起こりやすい臓器に対して、優先的に眼を向けることが大切なのです。

## 男性と女性で異なる「臓器の時間」

二〇一二年、日本人の平均寿命は男性79・94歳、女性86・41歳です。一九四七年のそれは男性50・06歳、女性53・96歳で、あまり差がありませんでしたが、その後、女性の伸びが大きく、男女7歳の差は最近ではずっと変わらず続いています。本来、女性は男性より「臓器の時間」の流れ方が遅く、そのために寿命が平均7年分延《の》びると言えます。

さきほど、「ヒトは血管と共に老いる」ことをご説明しましたが、女性ホルモンの威力は、まさに「血管を強くすること」で発揮されます。女性は閉経を迎えると、たちまち「中性化」します。そして、動脈硬化が一気に進みます。

世界の死亡原因を解析した統計では、圧倒的に第1位はタバコです。わが国では、年間約13万人が喫煙を原因として亡くなっています。第2位は高血圧で10万人です。どちらも、血管を直接障害するものです。ですから、喫煙女性が閉経になって心筋梗塞を起こすと、男性より重症になり、往々《おうおう》にして「命取り」になります。

いっぽうで、女性ホルモンは肥満と共謀すると、女性特有のがんの発生に関わります。先述したように、肥満の女性では、子宮がん（子宮体部がんと呼ばれるタイプのもの）や乳がん（閉経後）、大腸がんが起こりやすくなります。

私が医学生の頃、子宮がんと言えばほとんどが、子宮の出口に起こる頸部《けいぶ》がんと呼ばれるものでした。これは、ウイルス感染が原因で起こるもので、現在はワクチン接種が普及しつつあり、減少傾向にあります。

それに代わり、最近は、子宮体部がんが増えています。私の病棟に、血糖コントロールのために入院される中年女性のなかには、すでに子宮を取られた方が多くなりました。検診において50代で子宮体部がんが見つかるケースが増えてきたのです。

なぜ、女性が男性より長生きなのか――私のもうひとつの答えは、第6章で述べます。

## ミトコンドリアが決める「臓器の時間」

臓器を動かすエネルギー源は、「ＡＴＰ」と呼ばれる物質です。このＡＴＰは、細胞のなかのミトコンドリア（細胞内小器官）で作られています。

ミトコンドリアは、栄養素である糖分や脂肪を原料にして、酸素を使い、効率よくＡＴＰを作ってくれます。生きるパワーを電気にたとえると、ミトコンドリアは、電気を生み出す発電所になります（図表５）。

しかし、ミトコンドリアはただの発電所ではありません。いわば、原子力発電所です。酸素は、大量のＡＴＰを作るために必要ですが、核燃料のようなもの。大量のＡＴＰを作り出す力を持っていますが、うまく使いこなせないと、メルトダウンを起こして、周辺地域に放射性物質を振りまいてしまいます。酸素は「活性酸素」と呼ばれる、きわめて危険な物質に変わり、細胞内に放出されるのです。

活性酸素は、われわれの体を構成しているタンパク質や脂肪を変性させたり、遺伝情報を保管している核酸《かくさん》を傷つけます。その結果、われわれの体は「老化」し、がんが発生します。生きるためのパートナー、ミトコンドリアを獲得することで、皮肉にもわれわれは、はじめて「老化」と「死」を経験するようになったのです。

生命は、今から38億年前に誕生しました。「原核生物《げんかく》（細胞のなかに核を持たない生物）」と呼ばれ、大腸菌のような存在で、どんどん分裂していくために、「死」というものが存在しませんでした。

それは、単純に増えるだけの世界、〝進歩〟のない存在でした。生物がミトコンドリアを獲得するのが21億年前。ここで、生物は核を持った「真核生物《しんかく》」になります。この間17億年もかかっています。実は、この出来事こそが、生物にとって第一の大事件でした。「獲得」という言葉を使いましたが、もともと、われわれの祖先の細菌（メタン生成細菌など、一般的に「古細菌《こさいきん》」と呼ばれます）と、ミトコンドリアの祖先の細菌（アルファプロテオバクテリア）は、別々のものだったのです。

生物は、ミトコンドリアを持つことで、はじめて大きなエネルギーを得ることができるようになり、急速に複雑化し、爆発的に進化しました。「死」と引き換えに、生物は進化できるようになったのです。

なぜ、生物はミトコンドリアを獲得するようになったのでしょうか？

**図表5　ミトコンドリアは細胞内の〝発電所〟**

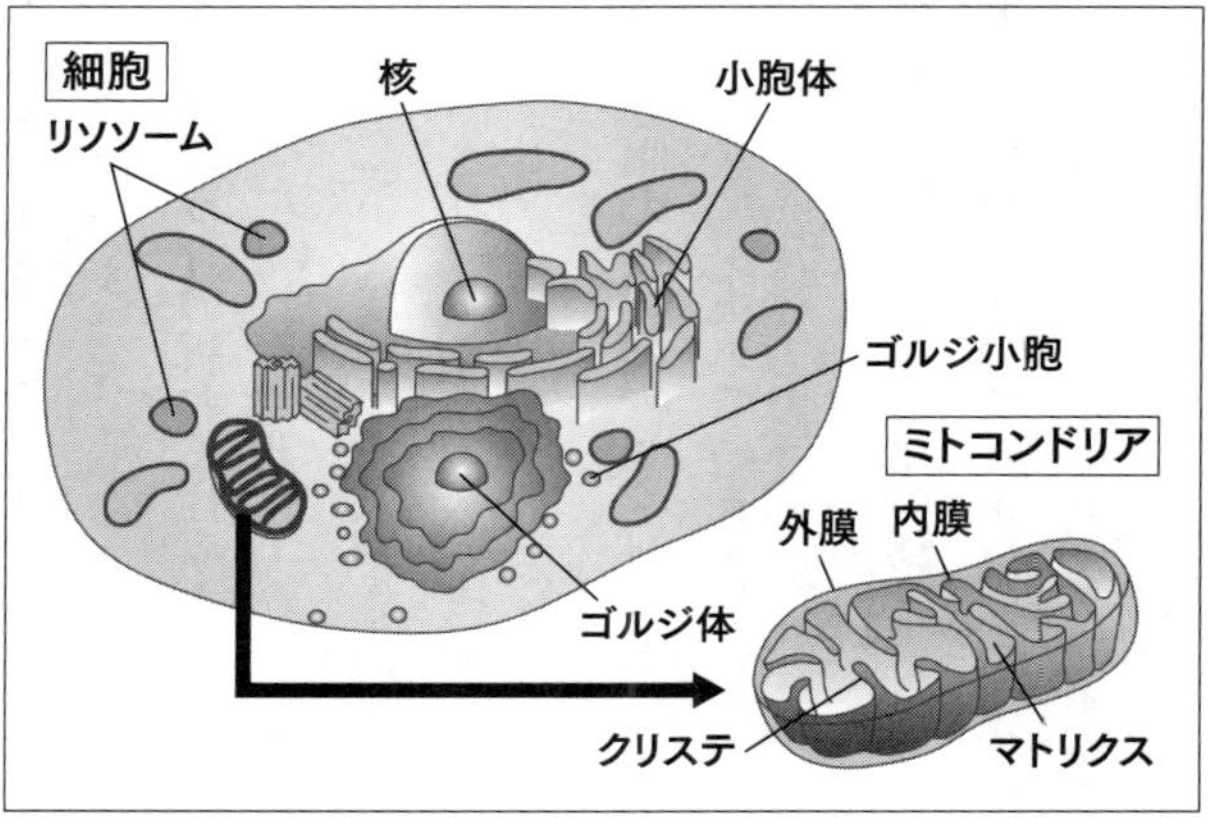


当時、地球上には酸素が発生するようになっていました。大半の生物にとって、酸素は有害きわまりない物質でした。

しかし、ミトコンドリアの祖先の細菌だけは、ブトウ糖や脂肪などの材料を与えると、酸素を使い、ATPをたくさん作り出せたのです。

そこで、われわれの祖先の細菌が、ミトコンドリアの祖先であるプロテオバクテリアを受け入れることにしました。苦肉の策だった、この共存の選択こそが、はからずも、生物進化の大成功につながったのです(おもしろいことに、古細菌の子孫は嫌気性細菌として、今では無酸素の大腸のなかで私たちと「共生」生活をしています。古細菌は、酸素があふれる世界で、常に他者との共存を模索してきたのです）。

吸収という骨の折れる仕事をこなす、腎臓と腸の細胞には、ミトコンドリアがぎっしり詰まっています。ミトコンドリアが多ければ多いほど、ATPの生産能力も高くなります。いっぽう、病気や老化でミトコンドリアの機能が落ちると、十分なATPが生み出されなくなり、その機能はさらに低下して、どんどん細胞は弱ってしまいます。

腎臓と腸の疲れは、ミトコンドリアの疲れなのです。「臓器の時間」は、まさにミトコンドリアが決めています。

## 「臓器の起源」と生物進化の秘密

実は、生物にとっての第二の大事件は、1個1個別々に生活していた細胞が、集団生活を始め、おたがいが情報交換することで、ひとつの社会を作るようになったことです。

そして、この社会そのものが新しい〝1個〟の生命体となったのです。考えてみると、この事態は天地がひっくり返るような変化です。こうして、今から10億年前に「多細胞生物」が生まれました。

単細胞生物から多細胞生物が生み出されるのに、実に14～16億年かかっています。46億年前、地球が誕生して細胞が生まれるまでに要した時間はたった8億年であり、それに比べると、多細胞生物の出現は真核生物の誕生と同じぐらい長い時間がかかっています。それほど、複雑なプロセスだったのです。

動物、植物、菌類はそれぞれ違った目的を持ち、「多細胞化」したのですが、動物は多細胞化することで、個性ある「臓器」を生み出しました。動物にとって、一番大切なことは「物を取って食べること」でした。植物は、太陽のエネルギーを取り込んで、自《みずか》ら無機物から有機物を作り出すことができます（光合成）。これを「独立栄養生物」と言います。光こそが、植物の食べものです。

いっぽう、動物は、そうすることができず、生きるためには常に〝他の者を殺して〟食べなくてはなりません。これを「従属栄養生物」と言います。悲しい運命ですが、それが宿命です。

動物は、食べものを捕獲するためにまず「動くこと」が必要です。そのために、運動専門の細胞が発達しました。すると、進行方向の細胞は、より餌《えさ》を採る可能性が高くなり、食べものを取り込んで吸収し、栄養を各細胞に行き渡らせるしくみが早い段階で発達しました。これが腸の起源です。

動物では、受精卵から個体ができるまでの過程で、「原腸《げんちょう》」という腸の元になる細胞がもっとも早い時期に分化します。このことは、多細胞生物の進化のなかで、腸がもっとも早く生まれてきた歴史を再現していると言われています（「ヘッケル仮説」）。

細胞が集まって「臓器」が生み出されるには、集合体として形ができないといけません。そのためには、やみくもに細胞が増えるだけではだめで、ある細胞群は削り取られなければなりません。

つまり、全体のために、個が犠牲になる必要があるのです。多細胞真核生物ではそのため、細胞の「予定死（「アポトーシス」と呼ばれます）」のしくみが生まれました。1個の生命体を作り出す設計図に則《のっと》って、ある種の細胞を「死」に向かわせる必要があったのです。

そして、その細胞の〝死刑執行人〟こそ、ミトコンドリアだったのです。ミトコンドリアは、細胞の状況を判断して、これ以上この細胞を生かしておいてはいけないと判断すると、すぐさま自ら棲んでいる細胞を溶《と》かす酵素群を活性化させる命令を下します。細胞の元気印《じるし》であるミトコンドリアのイメージと矛盾《むじゅん》があるように見えますが、そうではありません。

ミトコンドリアが疲れると、エネルギーが作られなくなるばかりでなく、「死ぬべき細胞」が死ねなくなるのです。すると、新陳代謝《しんちんたいしゃ》が障害され、細胞のリニューアルが滞《とどこお》ることで、臓器の機能は衰えます。結局、「臓器の時間」は速く進んでしまうのです。

神経の病気で有名なパーキンソン病は、ミトコンドリアの異常によって「神経の死」がうまくいかなくなることで起こることが知られています。ミトコンドリアは、やはり細胞を元気にする方向に働いていて、「臓器の時間」を制御する主役なのです。

## 「臓器の時間」と寿命の関係

「鶴は千年、亀は万年」と言います。本当に、鶴や亀は長生きなのでしょうか？　犬や猫の寿命は15～18年です。いっぽう、大型動物である象は50～60年生きます。動物の寿命は、一般的に体が大きくなるほど延びます。

では、それほど大きくない亀はどうか？　ゾウガメでなんと約100～150年、カロライナハコガメは138年、アルダブラゾウガメは152年という記録がありまず。やはり、亀はべらぼうに長生きです。亀を飼い始めると、下手《へた》をすると、私たちのほうが先に死んでしまいます。

それでは、鶴はどうでしょうか？　これも驚きです。鶴は約25～30年、動物園で飼育していると50～80年も生きるそうです。鶴に限らず、鳥類は同じ大きさの他種の動物に比べて長生きです。オウムでも、20年ぐらい生きます。

なぜでしょうか？　あたりまえのことですが、鳥は飛ばないといけないからです。飛んでいる途中で、疲れて文字通り「羽を休めて」しまっては、墜《お》ちてしまいます。鳥類は、常にたくさんのエネルギーを疲れることなく生み出さないといけないのです。そのため、鳥類のミトコンドリアは、たくさんＡＴＰを作り出すことができるうえに、活性酸素の排泄も少ないのです。

ミトコンドリアをエンジンにたとえると、馬力がＡＴＰ、排気量が活性酸素と考えられ、鳥類のミトコンドリアはベンツ、レクサスクラスのエンジンということになります。こうしたミトコンドリアは、「高効率ミトコンドリア」と呼ばれています。

私たちが長生きするにはズバリ、この鳥類型の「高効率ミトコンドリア」を持てばいいことになります。

第2章

# 臓器は考える

――臓器の思考と脳への指示

## ホームとアウェーで異なる「臓器の時間」

二〇一〇年、レオナルド・ディカプリオと渡辺謙《わたなべけん》が共演した映画「インセプション(INCEPTION)」が好評を博《はく》しました。

ディカプリオ、渡辺らのミッションチームは、狙った人の夢のなかに入り込み、思い通りの夢を見せたり、アイデアを盗むことができます。そして、夢のなかでまた夢を見ることで、さらに脳内の深い階層の世界に入り込んでいき、自分たちの目的を完遂します。夢のなかでは「時間の流れる速度」が1／20になり、夢のなかで夢を見た場合には、さらに1／20になります。そうして、十分に時間を稼《かせ》ぐことで、目論見《もくろみ》をはたすことができたのです。

私がこの映画でなるほどと思ったのは、「時間」というものが、あくまで「脳が感じる」バーチャルなものであり、「操作」可能なものである点です。もともと、「インセプション」というタイトルは、相手の脳のなかにあるアイデアを「植えつける」ことを意味してつけられています。もうひとつ印象的だったのは、睡眠によって「時間」は引き延ばすことができることです。

睡眠は、脳をはじめとするすべての臓器のリラックスタイムです。「リラックス」が、時間の流れを遅くする重要な因子であることを物語っています。逆に言うと、緊張すること――ストレスこそが「臓器の時間」を速めてしまうのです。

サッカーの試合では、ホームとアウェーでは、同じ相手でも結果が大きく異なります。応援席が相手チームのサポーターで埋まっている状況は、意識しないようにしても過剰なストレスがかかり、一流選手でも余計な力みが出てしまうものです。

さらに、相手チームに先取点を取られてしまうと、残り時間が「速く進んでしまうように」感じられ、どんどん焦《あせ》ってしまい、力みが増して惨敗することが往々にあります。同じようなことが日々、私たちの体のなかで起こっています。

## 考えているのは、脳ばかりではない

そもそも「ストレス」とはなんでしょう？

カナダの生理学者ハンス・セリエは、二十世紀はじめに「ストレス学説」を唱え、ストレスとは、なんらかの刺激によって生体に生じた「歪《ひずみ》」であるとしました。

ストレスが体に加えられると、体は、元の状態に戻ろうと反応します。加えられた歪が大きければ大きいほど、元に戻そうとする力も強くなり、体への負担も大きくなります。セリエは、さまざまな病気の原因はそこにあると考えました。

つまり、「いつもと同じでない」と脳が判断した時、ストレスが生じるのです。しかし、脳は自らが直接、異変を感じることはできません。体への刺激は、脳以外の体のさまざまな臓器に直接加えられます。

ですから、まず、臓器が「変だ」と思わないといけません。臓器がその場で考えて「いつもと違う」と判断すると、その情報を脳に伝えます。脳は、この〝現場の意見〟を聞き、異常事態と判断してはじめて〝緊張〟します。そして、今度は各臓器へ矢継《やつ》ぎ早《ばや》に、ストレス反応の命令を出します。こうして、脳の緊張感が、全身の臓器に伝えられることで、「臓器の時間」を速めてしまいます。

臓器と脳の関係は、ちょうどスポーツの試合の選手と監督の関係です。相手選手と実際に対戦して、その攻撃を受け、撥《は》ね退《の》けながら、自分から攻撃していくのは選手ですが、監督はその状況をリアルタイムに観察して、すばやく選手の対応パターンを修正し、より有利な作戦を選手に授けます。1対1の対戦スポーツの試合では、監督がいなくても選手が有能であれば勝利できることもあるでしょうが、チームプレーを要求される団体スポーツでは、監督の采配《さいはい》はきわめて重要になります。

しかし、勝敗には個々の選手がどれだけ試合中に冷静に考えて判断できるかが大切です。「勇将《ゆうしょう》の下《もと》に弱卒《じゃくそつ》なし（大将・リーダーが勇気にあふれていて強ければ、それに従う兵・部下に弱者はいない）」と言いますが、いくらリーダーが優秀でも部下が何も考えていないようでは、けっして敵を打ち負かすことはできません。

「臓器」の考えが、「臓器の時間」を決めるのです。

## 腎臓と腸にとってのストレス

腎臓にとって、体に不要と判断された老廃物をうまく捨てることが臓器として与えられたミッションですが、もうひとつ、重要な仕事をしています。

それは、体の各臓器に、われわれが生きていくうえで絶対に必要な酸素をうまく分配することです。エリスロポイエチンというホルモンを分泌して、酸素を運ぶ赤血球を骨髄《こつずい》で作ることを刺激し、レニンという物質を作って、血圧を上げ、心臓と協調して体のすみずみまで赤血球が分配されるようにしています。

この意味で、腎臓と心臓は仲間の臓器です。ですから、腎臓は〝酸素不足〟の状態にきわめて敏感です。酸素が不足すると、それをストレスと感じ、活発に働こうとします。この状態が長く続くと、「腎臓の時間」は速く進んでしまい、その結果、高血圧や慢性腎臓病に陥《おち》ります。

いっぽう、腸にとってのストレスは食べ過ぎです。過食の結果、吸収しないといけないものがたくさん腸に入ってくると、腸は焦ってしまい、ストレスを感じてしまいます。このストレス反応の結果が、肥満や糖尿病を招くのです。私たちの研究グループは、最近、高脂肪食を食べさせた動物は、早い段階で腸に炎症が起こっていることを見出しました（写真1）。炎症は、ストレス反応の典型です。

## 最新研究！　糖尿病は腸の病気!?

腸がストレスを感じると、肥満や糖尿病になるとお話ししました。このことが最

**写真１　高脂肪食を食べると……**

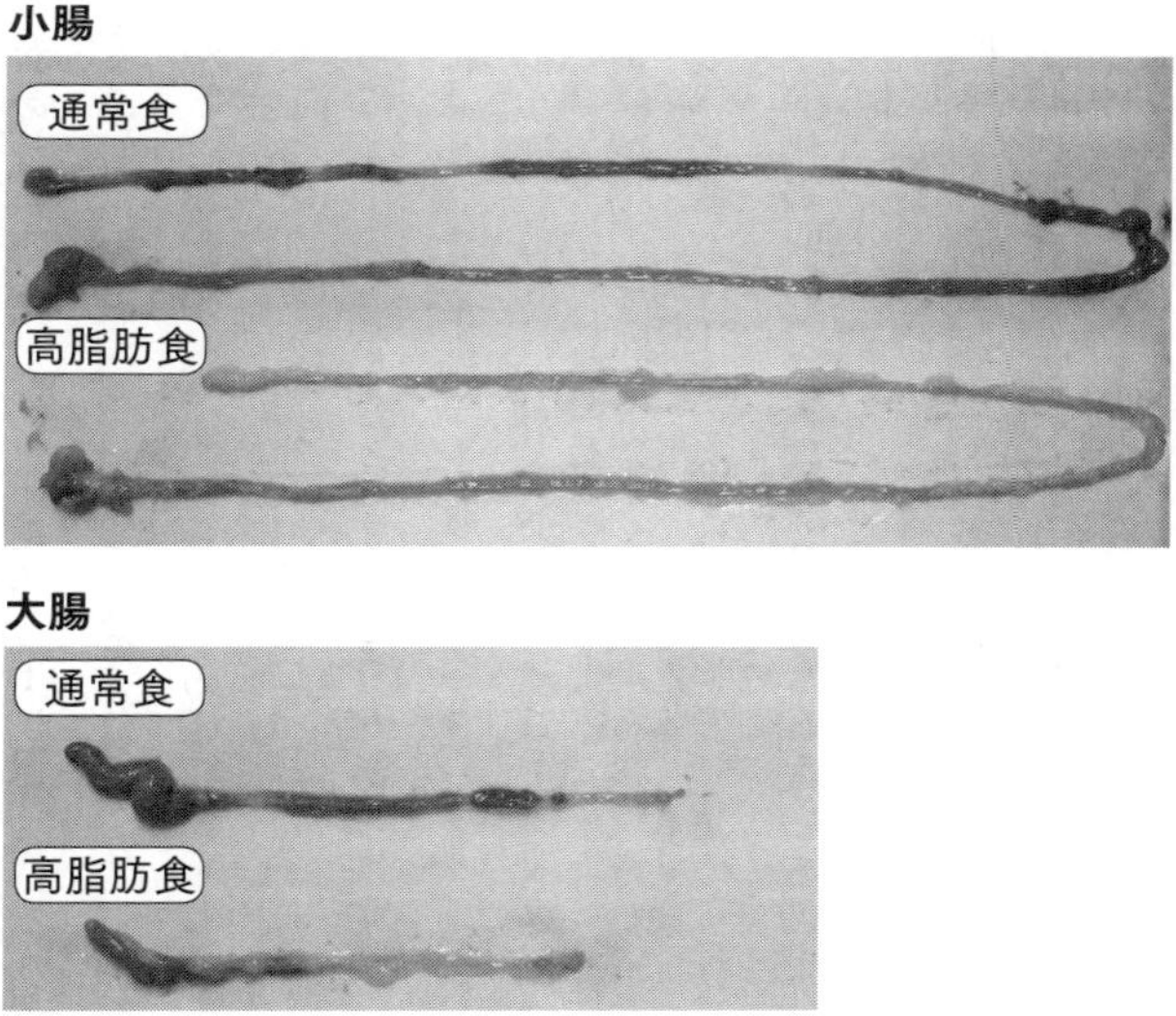


ラットに高脂肪食を４週間与えたところ、腸は炎症を起こし、萎《い》縮《しゅく》して短縮した　（写真／慶應義塾大学医学部）

近、新しい治療法の開発で実証されつつあります。

　肥満解消には、まずはダイエットです。肥満の患者さんに「減量しないといけないですね」と言うと、オウム返しのように「最近、運動不足でしたから……明日から運動します！」と言われる方が多いです。

　もちろん、運動は糖尿病や高血圧にとって良い効果がありますが、ことダイエットには、ほとんど無力と言ってもいいでしょう。やせるためには、「食べる行動」を変えるしか方法がありません。

しかし、超肥満の方に「食べるものを減らしてやせなさい」と言うことで、すこしぐらい食べる量が減っても、実際には焼け石に水、減量は無理です。私は、そういう人たちに「手術」をすすめすることがあります。

これは、「減量手術」と呼ばれるものです。減量手術の原理は、食べたものが通過する部分の一部をバイパスすることです（図表6）。

小腸は空腸、その次に続く回腸から構成され、その出口に盲腸があり、大腸につながっていきます。肝臓で作られ、胆嚢《たんのう》で溜《た》められている胆汁や膵臓から分泌される膵液は、消化吸収のためになくてはならないものですが、これらは十二指腸のなかに出ていきます。

そこで、空腸の途中で腸を切り離して直接胃につなげ（A）、胃と切り離した十二指腸の断端《だんたん》を閉じ（B）、残った十二指腸とそれに続く空腸を、胃とつないだ空腸の途中に穴をあけてつなげる（C）ことで、食べたものが胆汁や膵液と出合えるようにします。バイパスした分だけ吸収面積が減り、やせるわけですが、肥満の糖尿病患者さんは、体重が減ってくるまでに糖尿病が良くなることがしばしば観察されました。

驚いたことに、それまでたくさんの糖尿病の薬を飲み、さらに血糖を下げるホルモンであるインスリンの注射をしても、糖尿病のコントロールができなかった患者さんが手術をすると、あっという間に薬もインスリンも不要になるケースが出てきました。

**図表6 減量手術**

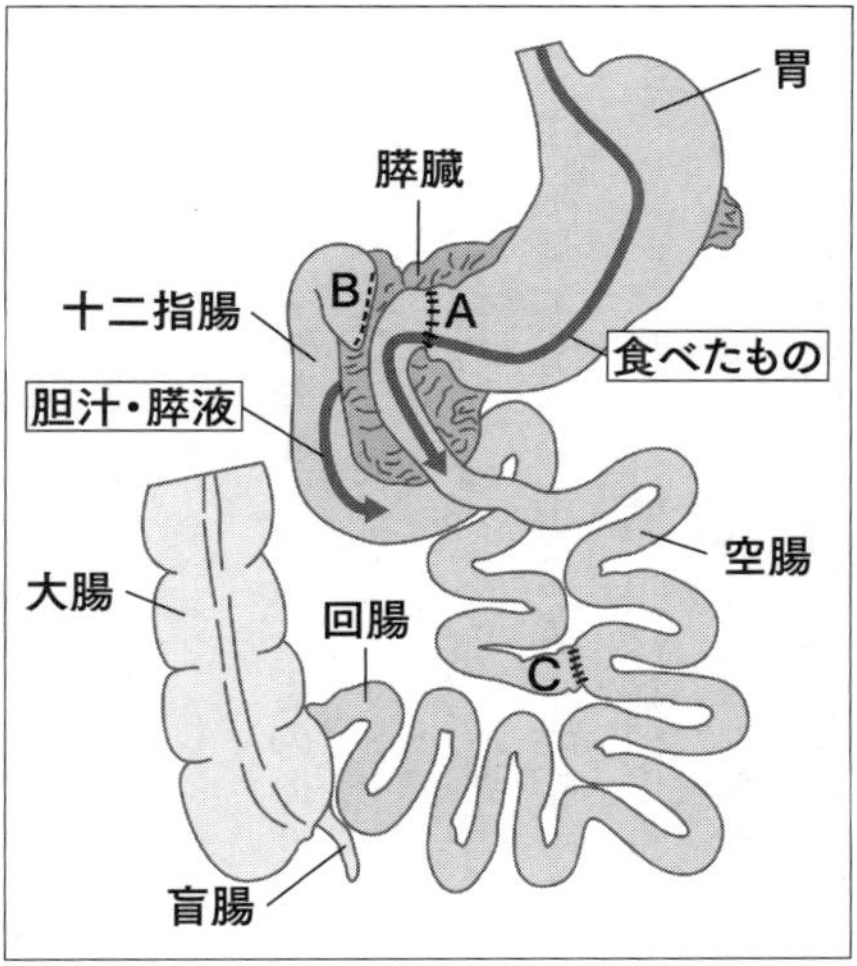


こんなことは、私たちには想像できませんでした。

私たち糖尿病の専門医にとって、インスリンを使わないといけない状況とは、かなり末期と考えられる段階でした。

インスリンは膵臓から分泌されま

すが、糖尿病が長く続き、膵臓が疲れ切ってぼろぼろになり、もはや十分なインスリンを分泌する能力がなくなったと判断した時にインスリン注射をおすすめすることが多いのです。

なぜ、腸をつなぎ替え、食べたものの通りを変えるだけで、インスリンの分泌が回復して糖尿病が良くなるのでしょうか？

腸は、「食べた」時、食べたものが腸に入ってきたことをすばやく感じ取って、ホルモンを分泌します。消化管が分泌するホルモンのあるものは「インクレチン」と呼ばれます。インクレチンは、腸に食べたものが入ってきたことや吸収されるのを感じ取って、腸から分泌され、さまざまな臓器に〝指令〟を出します。膵臓に働きかけてインスリンの分泌を促したり、脳に作用して「食べる行動」を変えたり、胃に働きかけて胃の動く速さを変えます（図表7）。

二〇一〇年、インクレチンのひとつであるGLP－1というホルモンの類似物質が、注射薬として開発されました。また、GLP－1を分解するDPP－Ⅳという酵素の働きを抑制してGLP－1の作用を高める経口《けいこう》薬剤も作られました。

**図表7　腸は各臓器に“指令”を出す**

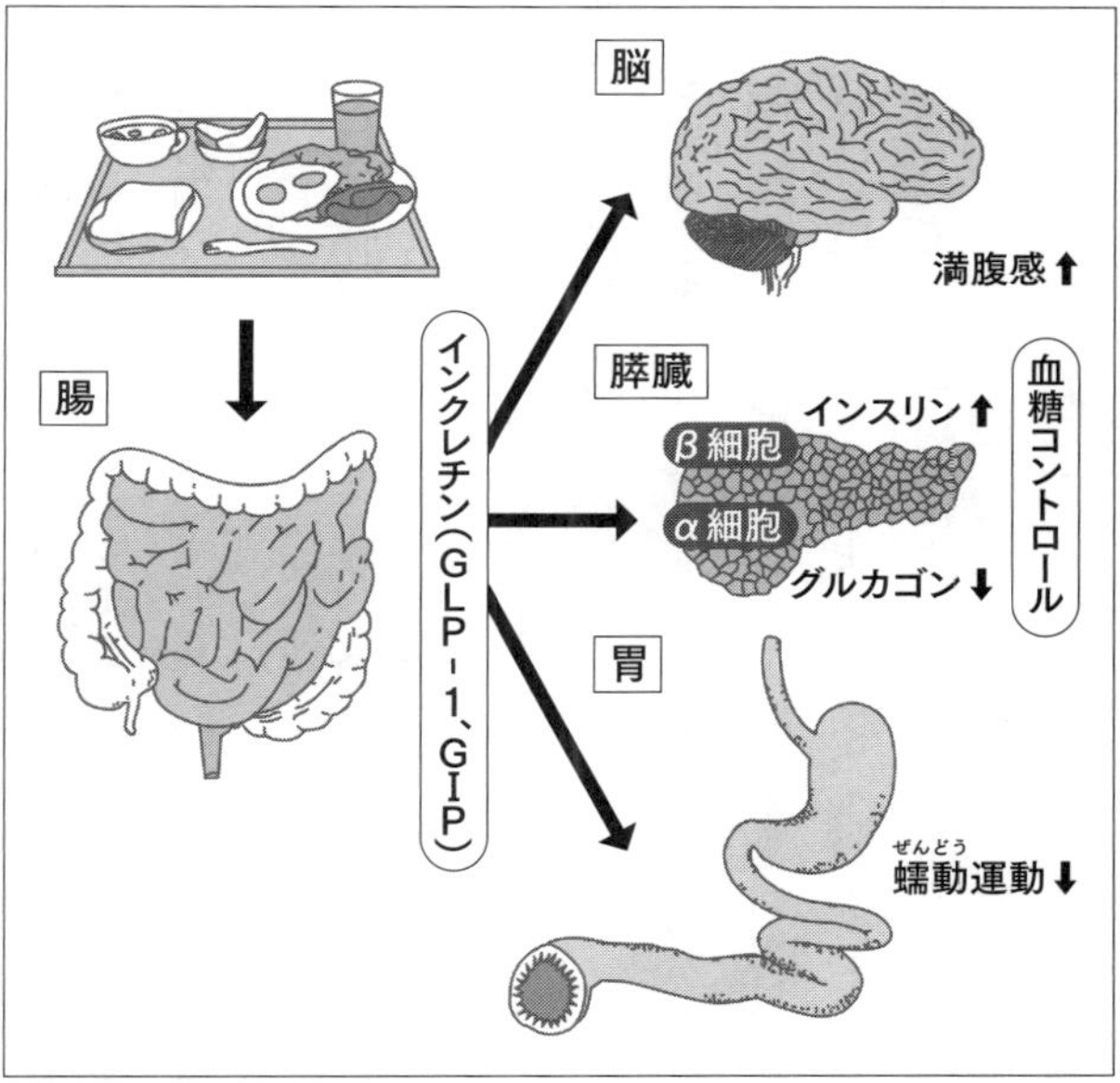


　これらのインクレチン関連薬剤は、私たちの予想以上の治療効果を示しました。特に、日本人の糖尿病患者さんですばらしい効きめを示し、今、爆発的に使用されています。

　二〇一〇年は、「糖尿病治療の維新」とまで言われています。

　私たちの研究も含めいくつかの研究では、減量手術をすることで、このインクレチンの分泌が良くなることが確かめられました。つまり、食べたものの通過の方法を変えることで、「腸の感じ方」が変わり、腸のホルモンがよく分泌されるようになり、その結果、インスリンの分泌も増加したのです。ですから、肥満が解消される前に、高い血糖が下がるようになったのです。

これまで、膵臓が元に戻らないほど傷めつけられている状態と考えられていた糖尿病患者さんのなかには、原因の大元《おおもと》は腸にあり、しかもその障害は元に戻すことができる方が少なからずいることが示されたのです。

糖尿病は〝腸の病気〟かもしれないのです。インクレチン関連薬剤が日本人によく効くことを考えると、日本人は、特に腸が弱いのかもしれません。

江戸時代にスーパー健康本『養生訓《ようじょうくん》』を書いた貝原益軒《かいばらえきけん》は、「お腹のなかを戦場にしてはいけない」と言っています。今後、腸がストレスを感じなくなる治療法がどんどん開発されていくと思います。

## 臓器の発する「声」を聞き分ける

「草食系男子」「肉食系女子」といった言葉がよく使われます。植物と動物についての語感として、前者はおとなしく着実な印象、後者は積極的、出たとこ勝負の無鉄砲な印象をわれわれは持っています。

これは、前章でお話しした、植物が独立栄養生物であり、動物が従属栄養生物であることに由来するのでしょう。

植物は移動ができないし、移動する必要もありません。自分が生まれたところで、太陽の光と土壌から無機物を利用して自給自足の生活を堅実に行なっていけばいい。いっぽう、動物は獲物《えもの》を求めて常に移動しないといけません。

脊椎《せきつい》動物の体は、おおざっぱに言えば、ふたつの筒で作られています（図表8）。外側の筒は皮膚、筋肉、脊柱《せきちゅう》、そして神経を生み出し、内側の筒からは、私たちが注目している臓器たち、腸、肺、心臓、腎臓ができます。解剖学的には、前者は「体《たい》壁《へき》系」と表現され、後者は「内臓系」と呼ばれます。

体壁系の臓器は、明らかに食べものを「確保する」ためのものです。四肢も生み出されますし、おもしろいことに、消化管の一部に思われがちな舌もこちらのグループです。カメレオンが長い舌で獲物を捕《と》えるのを見ると、まさに舌も手足と同じ仲間であることが実感できます。

内臓系の臓器の入口は、顎《あご》と鰓《えら》です。しっかり噛《か》んで食べること、酸素を十分取り込むことは、ミトコンドリアを元気にするための基本です。二〇一三年夏、テレビで深海ザメの特集を見ました。食べものが少なく、酸素も薄い深海で、巨体を維持して生き抜くサメは、するどい歯を持った異様なまでに発達したいかつい顎と、中身を海水に露出させた大きな鰓を持っていることが印象的でした。

この内臓系の細胞が分化して、肺や胃もできます。まさに、体を張って「外」の世界に接する臓器たちで、がんの好発地域となります。

一九八八年、当時、筑波大学薬理学教室大学院生の柳沢正史《やなぎさわまさし》(現・テキサス大学サウスウェスタン医学センター教授)は、血管から分泌される最強の血管収縮物質として、エンドセリンを発見しました。

エンドセリンをなくしたマウスを作ってみると、そのマウスは、顎が小さく、心臓

図表8　脊椎《せきつい》動物の体

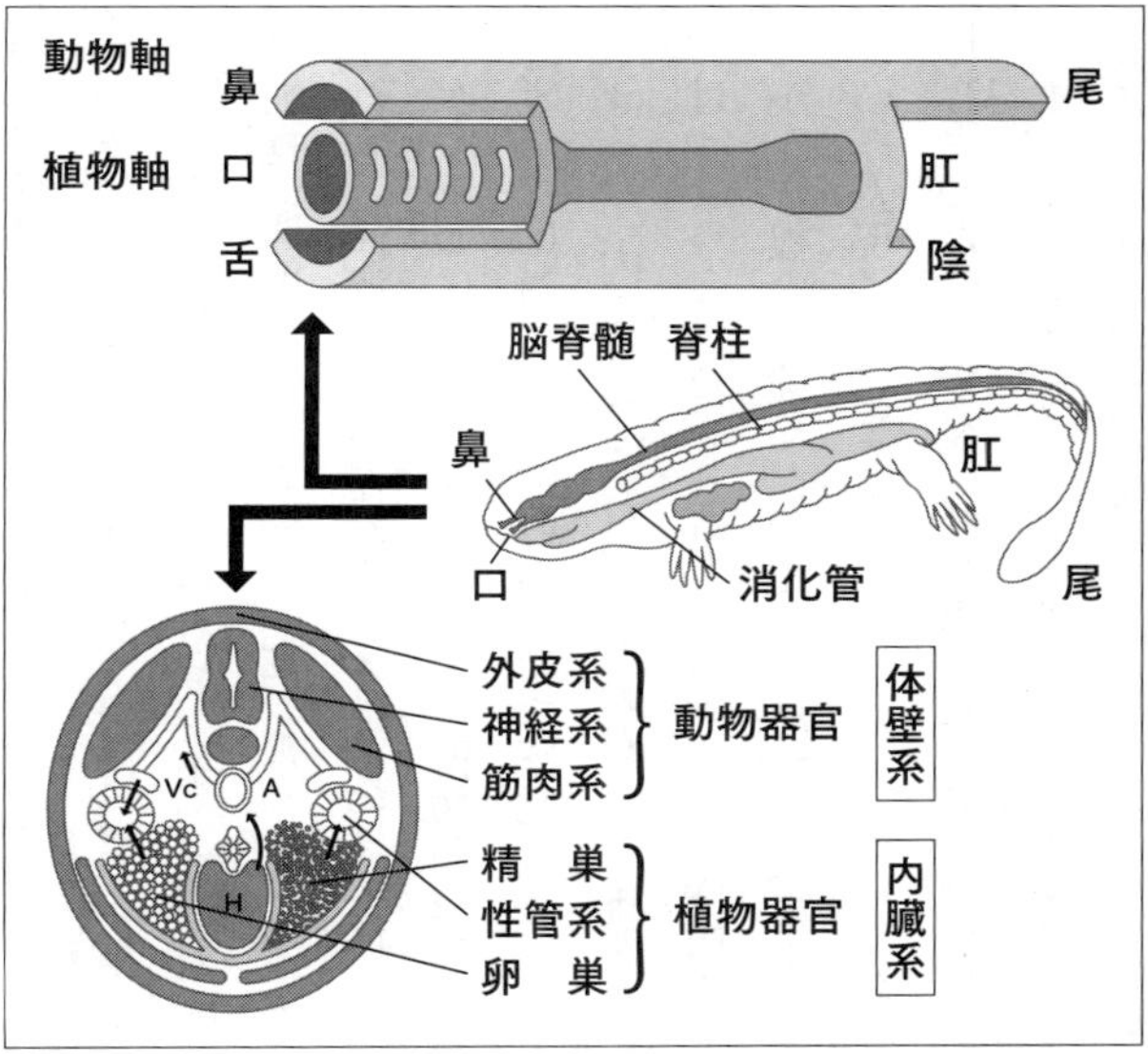


（三木成夫著『内臓とこころ』より）

に奇形があり、さらに大腸の働きが悪いことがわかりました。

エンドセリンという同じホルモンが共通して働く事実は、こうした臓器が親戚《しんせき》関係にあることを物語っています。

私たちが感じる感覚には2種類あります。

ひとつは痛い・熱いなど、意識のなかではっきり感じることができる感覚です。これは、主に皮膚や筋肉を通じて感じるものです。

皮膚が感じる感覚は「皮膚感覚」と呼ばれ、触覚《しょっかく》（触れた感じ）、温覚《おんかく》（温《あたた》かさ）、冷覚《れいかく》（冷たさ）、痛覚《つうかく》（痛さ）があります。筋肉が感じるものは「深部《しんぶ》感覚」と呼ばれ、運動覚《うんどうかく》（関節の角度など）、圧覚《あっかく》（押さえられた感じ）、振動覚《しんどうかく》などがあります。

いずれも、体壁系の臓器が感じる感覚で、「体性《たいせい》感覚」と呼ばれています。獲物と戦ってゲットしようとする時の自分と獲物の現状、おたがいの体の位置関係を直接伝える感覚で、即対応するために必要な感覚です。

いっぽう、「内臓感覚」というものがあります。これは、内臓系の臓器が感じる感覚で、はっきりとは意識されないものです。空腹感や満腹感、尿意、それに吐《は》き気《け》などで、かなり程度が強くなってはじめて意識に上ってきます。「吐き気をもよおす○○」という表現は、「とてもいやな○○」という意味ですが、吐き気はもともと毒を食べてしまった時にすぐに吐き出すための緊急信号です。

しかし、心筋梗塞でも、腎臓や胆嚢の結石《けっせき》発作の時でも吐き気が起こります。内臓系に大きな危機が迫った時に、吐き気を使って内臓は異変を知らせようとするのです。ですから、吐き気があった時は、私たちはそのサインを見逃してはいけません。腸と腎臓は共に疲れやすい臓器と言いましたが、腎結石の時は、実は腎臓のある背中が痛むのではありません。私自身、発作に襲われたことがあるのでよくわかるのですが、「お腹が痛む」のです。私は発作の時、最初食あたりか何かだろうと思っていましたが、吐き気もして、そのうちにオレンジ色の尿（血尿）が出て、やっと自分が腎結石だと診断できました。腎臓は、自分の危機を仲間の腸の感覚を使って、われわれに知らせるようにしています。

臓器の発する声を聞き分けることは難しいですが、体の危機を知るためには大切です。

## 臓器の緊急事態の伝達役

アメリカの生理学者ウォルター・Ｂ・キャノンは一九二九年、外敵に襲われるような緊急事態に見舞われると、心拍数の増加、血圧の上昇が起こり、心臓が血液を送り出す量は増加し、筋肉の収縮力は高まり、血糖も上昇することを報告しました。

彼は、こうした反応を「ストレス反応」と称し、これは、動物が外敵から逃げていくためにも（逃走）、あるいは外敵に立ち向かい敵を倒して食べるためにも（闘争）、どちらにも役立つ生体《せいたい》の反応であると考えました。

このふたつの「とうそう」反応こそ、「考える臓器」が、外界の変化を感じ取って引き起こした防御反応です。そして、皮肉にもその結果として「臓器の時間」は一気に進んでしまいます。

自律神経は、大きく交感神経と副交感神経に大別されます。考える臓器が引き起こすふたつの「とうそう」反応を実際に進めるための臓器どうしの伝達役は、交感神経です。

「たこつぼ心筋症」という病気があります。あまり耳慣れない病気ですが、東日本大震災の時も、多くの方がこの病気にかかりました。これは、大変大きなストレスに見舞われた時に、緊張のため、交感神経が異常に興奮して、一時的に心臓が〝麻痺《まひ》〟してしまう病気です。「たこつぼ」のように、心臓の底に当たる部分が、まったく動かなくなるのです。心臓は空打《からう》ち状態になり、うまく血液を送り出せなくなります。急性の心不全になるので、一時的に大変重篤《じゅうとく》な状態になります。

しかし、リラックスできる状態になると、おもしろいほどにこの病気は消えていきます。心臓はまた元と同じように脈打つようになってくれるのです。まさに、臓器がストレスを感じると、心臓すら〝止めてしまう〟のです。

こうした緊急事態の反応の伝達には、交感神経の他に副腎《ふくじん》のホルモンも重要な役割を演じます。副腎は、私の専門ですが、腎臓の上にある１００ｇほどの臓器で、ふたつの部分から成り立っています。その中央、芯《しん》の部分は髄質《ずいしつ》と呼ばれ、みなさんもよくご存じのアドレナリンが分泌されます。

副腎の外側は、皮質《ひしつ》と呼ばれ、３種類のステロイドホルモンが分泌されます。この副腎ステロイドホルモンのひとつであるコルチゾールと呼ばれるホルモンがストレス反応に関わっています。

コルチゾールが副腎からのべつまくなしに分泌される内分泌の病気があります。発見者の名前を冠《かん》して「クッシング症候群」と呼ばれています。ハーヴェイ・ウィリアムス・クッシングは、ハーバード大学の脳神経外科医でしたが、私は彼が働いた病院に留学しており、この病気には特に親近感があります（病院の講堂には今でも彼の肖像画が掲げられています）。

この病気にかかると、「満月様顔貌《まんげつようがんぼう》（ムーンフェース）」と言い、アンパンマンのようにに、顔が赤ら顔になり、まんまるくなってきます（写真2）。メタボリックシンドロームの人にありがちな顔になるのです。

この病気では、内臓脂肪がたくさん蓄積され、高血圧、糖尿病、脂質異常症、骨粗鬆症《こつそしょうしょう》など、次章でお話しするメタボリックシンドロームと同じ症状を来《きた》します。

実は、メタボリックシンドロームは「ストレスに対する臓器の過剰反応の病気」なのです。

**写真2 クッシング症候群**

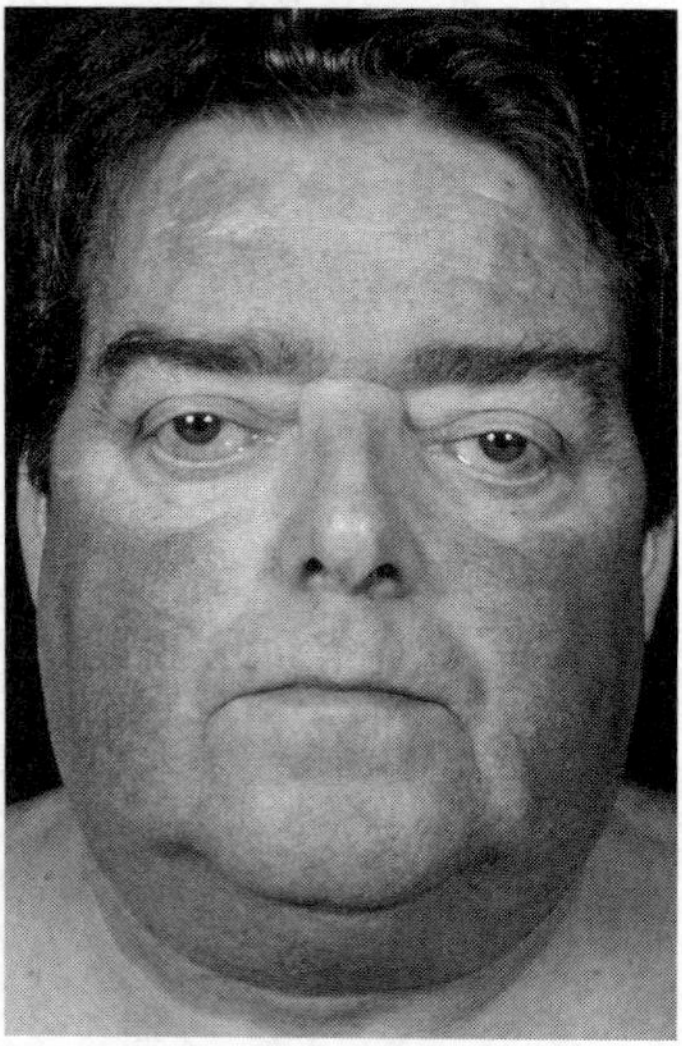

赤く、まるくなった患者の顔

（写真／アマナイメージズ）

**図表9　高血圧の新治療・腎除神経術**

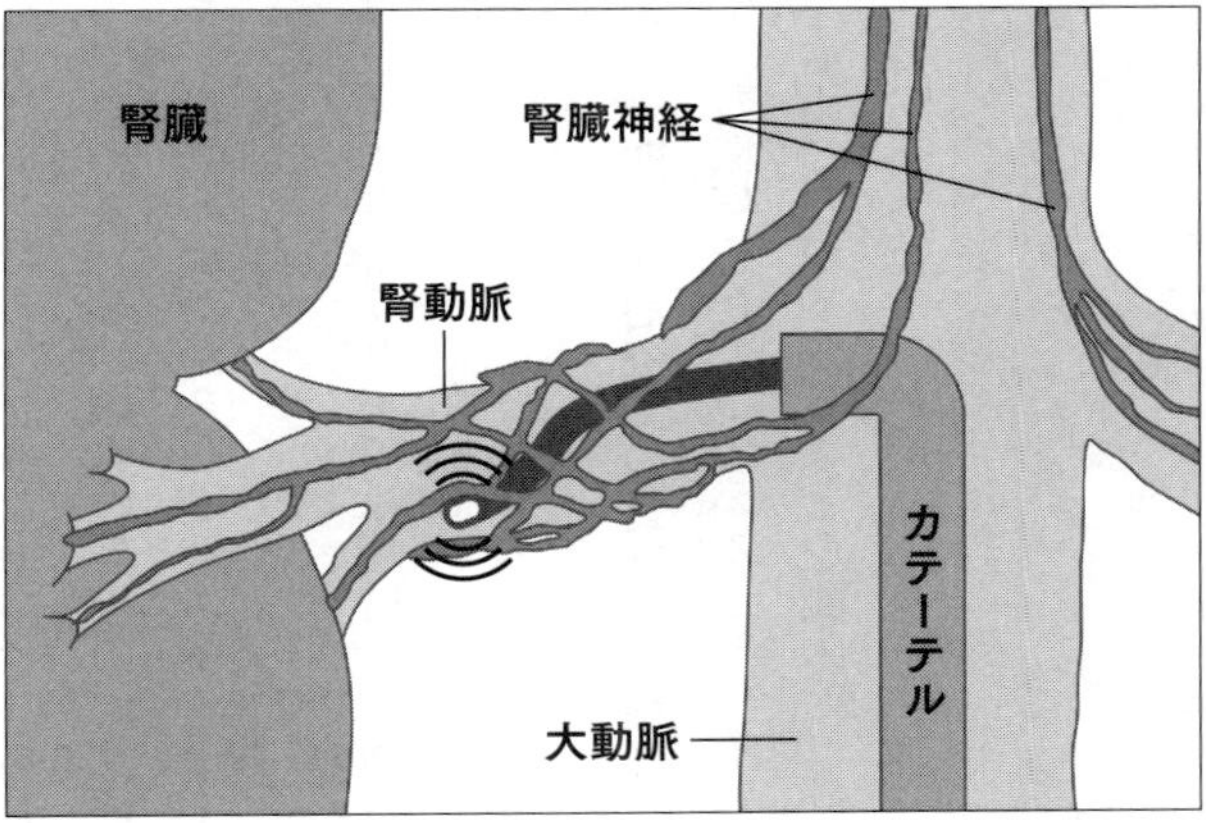


## 最新研究！　臓器のストレス解消治療

二〇一〇年、高血圧に対する新治療法が、オーストラリアのグループから発表されました。

腎臓を支配している自律神経は、腎臓からの食塩の吸収をコントロールしています。メタボリックシンドロームの方は、この「腎臓神経」の活動が大きくなりすぎて、すこし食塩を摂るだけでも体に食塩が溜まりやすくなり、血圧が上がっていきます（「食塩感受性高血圧」と呼ばれます）。

この腎臓を支配している腎臓神経を破壊して血圧を下げる、新しい降圧《こうあつ》治療法「腎《じん》除神経術《じょしんけいじゅつ》」が開発されました（図表9）。

カテーテルを股のところを走っている大腿動脈《だいたいどうみゃく》から血管に挿入し、大動脈から腎動脈まで進めて、その血管の外側の周りに絡《から》みついている〝過敏になりすぎた〟腎臓神経を、血管のなかから高周波エネルギーを送り、焼き切るのです。

最近では、メタボリックシンドロームの症状も良くなると報告されています。治療費は、オーストラリアでは現時点で入院費を含めて約1万ドルということですが、かなり良い治療実績が示されています。日本でも臨床治験が開始され、私の教室でも現在、準備中です。

この画期的な治療法の良好な成績は、「いらだった」自律神経が実際に高血圧などの生活習慣病を起こしていること、そして、そうした神経を「なだめる」ことで、病気を治すことができることを臨床的に証明しています。

第3章

# 臓器はつながる

## ――臓器連関とメタボリックドミノ

## 病気のドミノ倒し

私は、肥満、メタボリックシンドローム（メタボ）によって起こってくる健康障害の進み方を、「メタボリックドミノ」という言葉で表現してします。メタボで起こってくる病気は、ちょうど「ドミノ倒しゲーム」のように、次々とドミノの牌《はい》が倒れ、連鎖反応を起こして進んでいきます（図表10）。

食べ過ぎや運動不足など生活習慣の偏《かたよ》りがあると、ちょうどドミノ倒しの最初のドミノ牌を倒すことになります。すると、体重が知らず知らずのうちに増え、肥満になります。お腹のなかでは、腸の周りに脂肪がどんどん溜まっていきます。この脂肪組織を「内臓脂肪」と呼びます。内臓脂肪が増えることが、ドミノ倒しの元凶《げんきょう》になります。

インスリンは、膵臓から分泌される血糖を下げるホルモンですが、内臓脂肪が増えると、このインスリンの利《き》きが悪くなり、生活習慣病の基礎が知らず知らずのうちにできあがります。そして、血圧が上がり、食後の血糖が上昇し、中性脂肪が高くなったり、善玉コレステロールであるＨＤＬコレステロールが低くなる脂質異常症になり

**図表10 メタボリックドミノ**

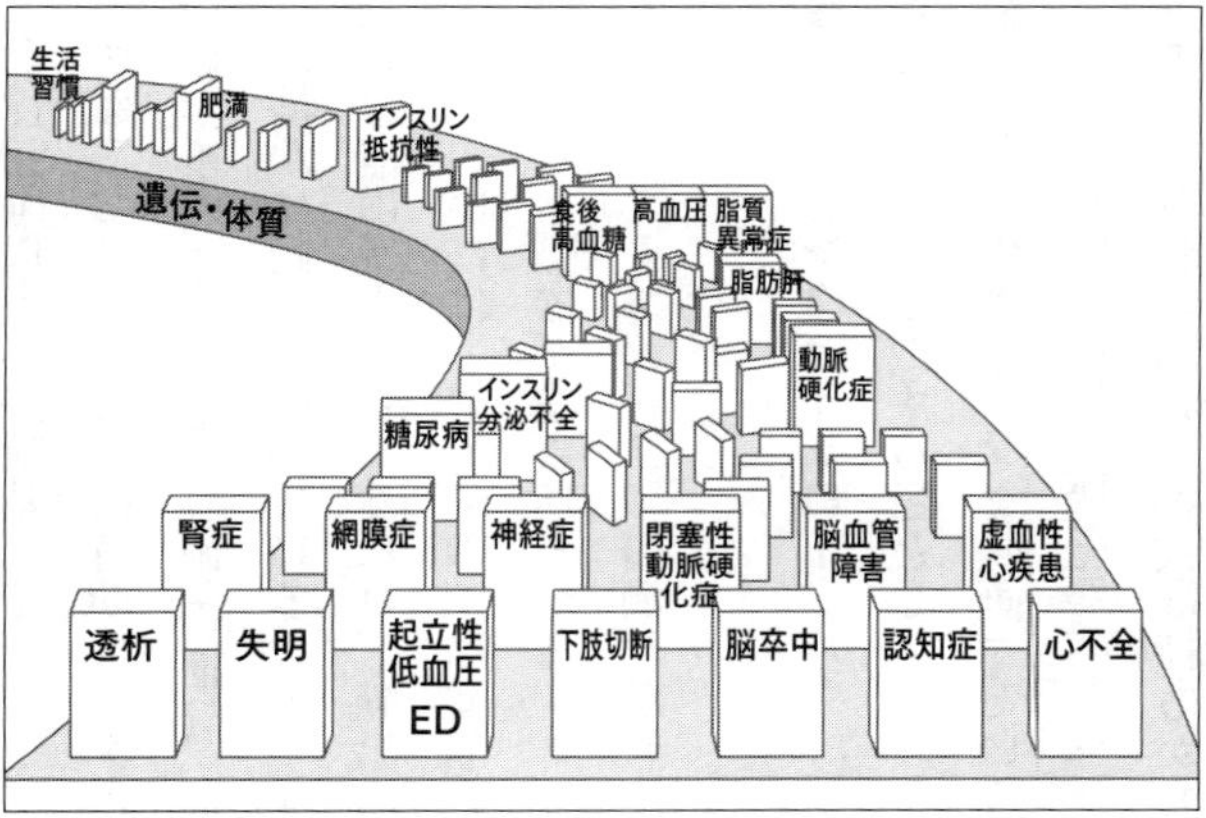


ます。

こうした生活習慣病は、ほぼ同時に起こってきます。このように肥満が原因となり、時を同じくして起こる血圧の上昇、血糖の上昇、血中脂質の異常の重なりの状態が「メタボリックシンドローム」です。

メタボリックシンドロームは、内臓脂肪が溜まることが原因と考えられる病気なので、内臓脂肪が多いことが診断のための必要条件です。

最近では直接、内臓脂肪量を測る機器が開発されていますが、世界的には、ヘソの周りの長さを測ることで、簡便に内臓脂肪量を判断しています。日本では、男性85

cm、女性90cm以上が診断基準です。

大切なことは、まだこの時期はメタボの始まり、初期の段階ですが、こうした生活習慣病が重なることで、動脈の血管の壁が厚くなったり硬くなったりする「動脈硬化」が静かに起こり始めていることです。そして、あれよあれよと言う間に、十分な血液が臓器に行き渡らなくなり、脳出血や脳梗塞、認知症、心筋梗塞、腎不全などが起こり、ついには、ドミノの牌は総崩れとなって、われわれは「死」を迎えます。

いろいろな臓器が巻き込まれて、ドミノ倒しが進んでいきますが、基本は、それぞれの臓器でミトコンドリアの働きが悪くなることが共通の病因になっています。

## 健康を作るピンクとイエロー

私は、健康を象徴する色として、ピンクとイエローに注目しています。

私の学生時代は「ピンク映画」という言葉があり、「ポルノ映画」を意味しました。「ポルノ」という言葉自体が死語となっていますが、何かいやらしい、いかがわしいニュアンスをわれわれの世代は持ちがちです。しかし、欧米では、ピンクは健康を意味します。血色がいい、筋肉が生き生きしているというイメージをピンクで表わすのです。

ミトコンドリアの障害が「臓器の時間」を進めるとお話ししましたが、ミトコンドリアがうまく働くには、十分な量の酸素がミトコンドリアに運ばれてくる必要があります。

そのためには、酸素を積んだ運搬役であるヘモグロビンが、血管のなかをたくさん流れていかなければなりません。酸素を結合したヘモグロビンは、動脈を流れる赤血球のなかで赤い色をしています（酸素を放出した静脈《じょうみゃく》のヘモグロビンは、どす黒い）。

赤血球が筋肉まで到達すると、酸素はヘモグロビンからミオグロビンというタンパク質に受け渡されます。このミオグロビンが、また赤い色をしています。ですから、「赤い」ということは、ミトコンドリアに十分な酸素が届けられていることを示しています。

これを称して、私は「ピンク・ミトコンドリア」を作り出すことが健康の基本であるとお話ししています（『臓器は若返る』朝日新書）。

私は長年、京都に住んでいました。東京の方には、失礼な言い方で申し訳ありませんが、秋の紅葉《こうよう》は東京より京都のほうが美しいと思えてしかたありません。京都の紅葉《もみじ》の色は鮮紅色《せんこうしょく》、動脈の赤です。東京の紅葉は、私から見ると静脈の赤に見えます。おそらく、街中《まちなか》の気温や土壌が違うからなのでしょう。

もうひとつ、健康を象徴する色はイエローです。便も尿もイエローです。これは偶然ではなく、どちらも同じ成分からできているからです。体にとって、もっとも大切なものは酸素で、それを運ぶのがヘモグロビンです。毎日大量のヘモグロビンが作られ、そしてどんどんリニューアルするために脾臓《ひぞう》で壊されています。

ヘモグロビンは壊されると、ビリルビンという物質に変わり、肝臓に運ばれて、胆汁酸などと一緒になり、胆汁として腸のなかに出されます。このビリルビンがイエローなので、便の色は茶色っぽくなるのです。ちなみに、私たちの便の半分程度は、腸内細菌の死骸《しがい》です。

腸のなかでは腸内細菌の作用で、胆汁はいろいろな分解を受けますが、ビリルビンはウロビリノーゲンに変わり、これが再び腸から再吸収されて、肝臓に還《かえ》り、さらに血液に戻され、腎臓から排泄されます。このウロビリノーゲンが尿のイエローを作ります。腸と腎臓は、〝イエロー物質〟で結びついています。

実は、ヘモグロビンは、プロトポルフィリンと呼ばれる物質に鉄が結合してできるのですが、このプロトポルフィリンは、ミトコンドリアに取り込まれて、それ自身が酸素を使ってエネルギー源のATPを作る働きを発揮します。直接、ミトコンドリアを元気にするのです。その意味でも、〝イエロー物質〟はとても大切です。

便の色は、私たちに〝体の元気度〟を教えてくれるバロメーターです。便の色で、腸内細菌のイキの良さもわかります。胆嚢がんや膵臓がんで、胆汁の通り道がせき止められてしまうと、胆汁は腸に出ていかなくなるので、便が白色になります。

尿の色が濃い時は、熱中症の時など、体が脱水状態になっていることが多いです。まさに、イエローは健康のバロメーターです。

東京の紅葉の悪口を言いましたが、東京の銀杏《いちょう》は実にすばらしい。私が勤務する慶應義塾大学病院の近くにある、神宮《じんぐう》の森の銀杏並木は見事としか言いようがありません。関西のピンク、関東のイエローといったところでしょうか。

植物では、ヘモグロビンの元のプロトポルフィリンに、鉄の代わりにマグネシウムが結合してクロロフィル（葉緑素）が作られます。クロロフィルは、太陽の光を使い、二酸化炭素と水から、酸素とブドウ糖を作り出します。まさに、ミトコンドリアの餌を用意してくれるのです。

クロロフィルは、葉緑体という構造のなかに含まれますが、実は葉緑体とミトコンドリアは親戚関係で、同じような構造をしています。植物の祖先の細菌が、葉緑体の祖先の細菌を取り込んだのです。そして、クロロフィルは植物のグリーンを作っています。

赤（ピンク）、青（グリーン）、黄（イエロー）――色の三原色は、まさに生命の元気さを表わす三つの色です。

プロトポルフィリンは、5－アミノレブリン酸（ALA）という物質から作られます。実際、ALAは世界中で肥料として使われ、豊作に大きく寄与しています。現在、私は企業の方たちといっしょになって、この三原色の元になるALAを医療応用できないか、検討を行なっています。

## 腎臓が悪くなると、心臓も悪くなる

メタボリックドミノでは、時間が過ぎていくなか、どんどん、さまざまな臓器に障害が及び、あっというまに命に関わる状況に陥ってしまいます。

このことは、臓器どうしが影響しあって病態を進展させる「臓器連関」、そして全体としてどんどん病態が進んでいく「臓器の時間」のふたつの概念の重要性を示しています。「今、自分はドミノ倒しのなかでどのあたりにいるのか？」をしっかりと知ることが大切です。

メタボリックドミノの流れをもうすこし詳しく見ていくと、その上流には肥満、内臓脂肪の蓄積があり、これらは腸に関係した病気です。

まず、「腸の時間」が速くなり、メタボリックシンドロームが起こり、血管が障害されます。すると、臓器の酸素不足が起こり、次に、酸素不足を敏感に感じ取る腎臓の機能がおかしくなります。「腎臓の時間」が狂ってくるのです。

原因はともかく、腎臓の機能が悪くなった状態は、「慢性《まんせい》腎臓病（ＣＫＤ＝Chronic Kidney Disease」と一括して呼ばれるようになり、現在、大変注目されています。

腎臓の篩《ふるい》（糸球体）が1分間にどれだけの血液を濾過《ろか》してきれいにすることができるかの能力＝「糸球体濾過率」が6割未満になった場合や、血液を濾過する糸球体の網目《あみめ》が壊れて、血液のなかのタンパク質が漏《も》れるようになった時に、CKDと診断されます。

CKDの患者さんは、そうでない患者さんに比べ、どんどん腎臓が悪くなって透析《とうせき》を受けなくては生きていけない状態になる確率が高いのですが、それだけではなく、心筋梗塞や脳卒中になる確率も大変高くなることが明らかになってきました（図表11）。

腎臓が悪くなると、仲間である心臓も悪くなるのです。これは「心腎連関」と呼ばれています。メタボリックドミノの進行では、こうした臓器どうしの影響が重要です。ひとつの病気は、別の病気を連れてきて、一気に病気は悪くなるのです。

**図表11 慢性腎臓病(CKD)と心血管疾患の発症率**

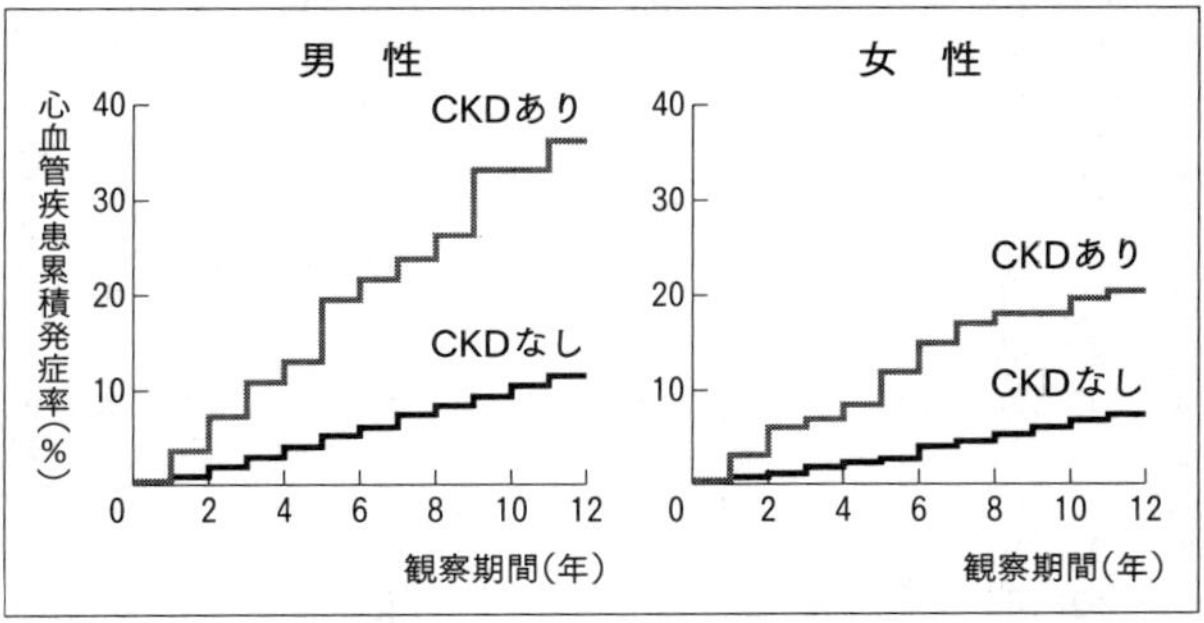


※2400名を12年間追跡調査　　(九州大学「久山町研究」より)

## 腎臓が悪くなると、腸も悪くなる

腎臓が悪くなった方は、心臓だけでなく腸も悪くなっている——ことが、最近わかってきました。これは、腎臓病を専門とするわれわれにとって、大きな衝撃でした。

腎臓の障害が進み、腎臓の機能が健康な方の数%ぐらいになってしまうと、透析療法を受けないと生きていくことができなくなります。透析療法は、最近は、「腎代替《じんだいたい》療法」と呼ばれることもあります。つまり、「腎臓の代わりをする治療法」という意味です。

従来から行なわれていた血液透析に加え、最近では、腹膜《ふくまく》透析や腎移植など、他のオプションを選ぶことができるようになりました。

腎臓が悪くなった患者さんは、貧血になり、体を動かすとすぐに息切れするようになります。これは、体に酸素が十分に供給できなくなるためです。腎臓への酸素供給も減ってしまい、このことが、さらに腎臓を弱めます。

腎臓は、酸素不足に敏感で、酸素を運ぶ赤血球を作らせる「エリスロポイエチン」という物質を分泌することをお話ししました。腎臓が悪くなると、このエリスロポイエチンが作られなくなるので、貧血になるのです。

腎臓が悪くなると、食欲もなくなり、十分に栄養を取ることもできなくなります。貧血、息切れ、食欲低下などの症状がはっきりしてくると、医者は、つらいことですが、患者さんに「そろそろ、腎代替療法を始めないといけません」というお話をします。

しかし、こうした患者さんで、急に貧血が進むことが往々にしてあります。その一番の原因は、消化管からの出血です。胃カメラで見ると、胃や十二指腸に潰瘍《かいよう》ができている場合がありますし、大腸カメラで見ると、大腸ポリープができていて、出血していることもあります（大腸ポリープは、ほおっておくと大きくなり、がんになる可能性があり、要注意です）。

もちろん、がんがすでにできていることもあります。あるいは、大腸憩室《けいしつ》（年齢を重ねるにつれ、腸の筋肉が弱くなり、便が通る刺激で筋肉がたるみ、腸にでっぱりができてしまったもの）からの出血の場合もあります。

しかし、これらは腎臓が悪くなっていない方でも起こる病気で、なぜ腎臓が悪い患者さんに消化管出血が特に多いのか、これまではよくわかりませんでした。胃カメラや大腸カメラの検査をしても、胃や大腸に異常が見つからないこともけっこう多かったのです。

最近、胃カメラ、大腸カメラに加えて、小腸を見るために「カプセル内視鏡」が開発されました（写真3）。これまで、口から入れたカメラを小腸に到達させることがなかなか困難でした。しかも、小腸は6メートルもあり、そのすべてを見ることは不可能でした。

カプセル内視鏡は、小さなカプセル状のカメラを飲み、カプセルが自分の力で腸を進んでいく間に、カメラが1分間に2枚ずつ自動的に写真を撮っていき、それを解析

**写真3 カプセル内視鏡**

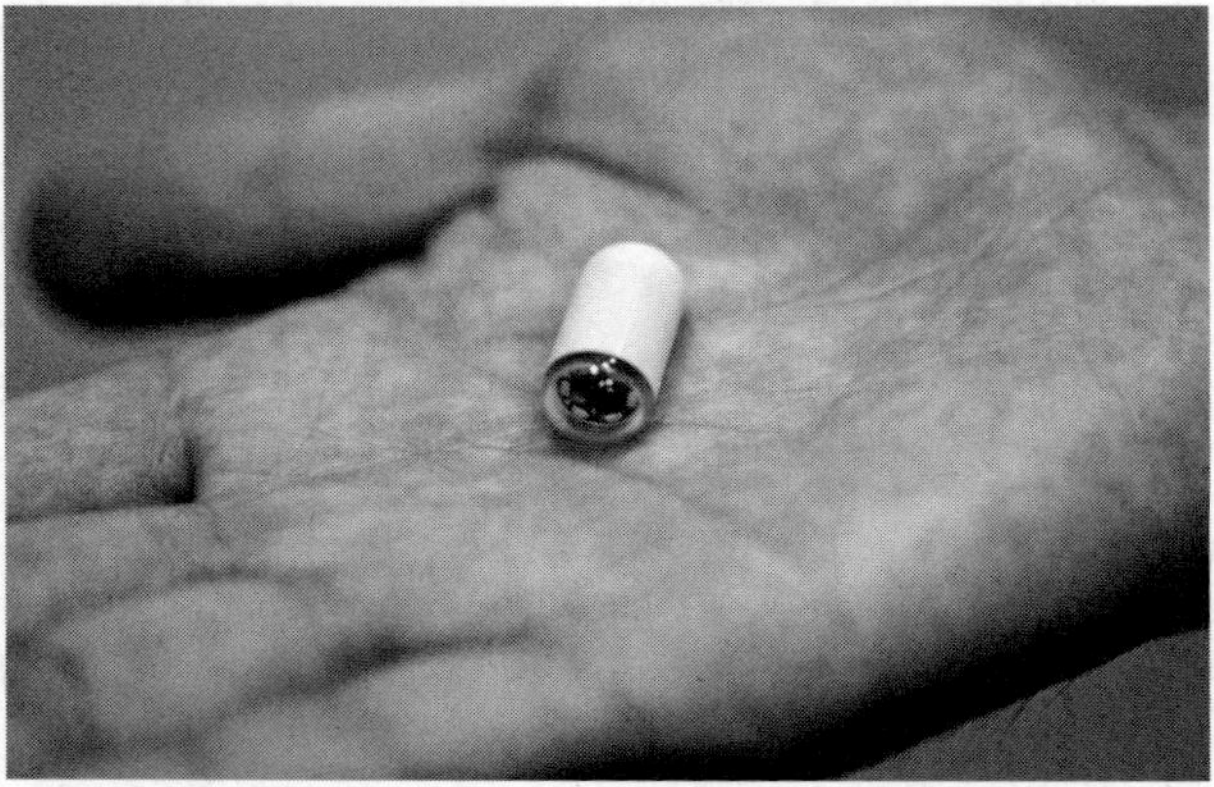

外径11㎜×長さ26㎜。飲み込むと、高解像度ＣＣＤ技術により、リアルタイムで動画を映し出す

（写真／ＰＰＳ通信社）

する検査方法です。これによって、今までわからなかった小腸の病気も発見できるようになったのです。

私の勤務する病院で、血液透析をしている患者さんをカプセル内視鏡で検査してみたところ、出血や症状がまったくない患者さんでも、なんとその半数に小腸になんらかの病変があることがわかりました。今までブラックボックスだった小腸に、病気が隠されていたのです。

なぜ、腸に異変が生じやすいか

というと、腎臓が悪くなると、消化管の小さな血管が異常に拡張してしまうからです。その結果、腸の動きが異常になり、出血しやすくなります。

このように、腎臓が悪くなると、腸も悪くなるのです。この「血管拡張症」という病気はやっかいで、出血したところをレーザーで焼き切りますが、その結果、また違う場所の血管が拡張して出血を繰《く》り返し、〝いたちごっこ〟になるため、何度も輸血を受けないといけない患者さんもおられます。

## 東洋医学における「五臓六腑《ごぞうろっぷ》」

私は最近、東洋医学に興味を持っています。東洋医学では、病名をつけません。これが魅力なのです。

私たち西洋医学の医者は、患者さんが何か症状を訴えてこられると、必死になってその原因となる病気を探そうとします。しかし、いったん診断を下し、病名をつけると、「○○病」の患者さんというレッテルを貼ってしまいます。その後は、患者さんの症状の変化はあまり見ずに、教科書に書かれている「○○病」の治療マニュアルに従って、診療を進めがちです。

しかし、病気は常に時々刻々《じじこっこく》どんどん変わっていきます。その時々の症状――東洋医学では「証《しょう》」と言います――を診《み》て適時、漢方薬を与えるのが東洋医学の基本です。患者さんの、その時々の体調を常に見つめる姿勢は、とても大切だと思います。

東洋医学には、いわゆる「五臓六腑」の考え方があります。「五臓」は肝《かん》、心《しん》、脾《ひ》、肺《はい》、腎《じん》を示し、「六腑」は小腸、大腸、胃、胆《たん》、膀胱《ぼうこう》、三焦《さんしょう》で、五臓の働きを補佐すると考えられています（図表12）。

なかなか難解で、私は完全には理解していないのですが、「臓」といっても私たちがイメージする臓器ではなく、体に備わっているさまざまな機能の中心的存在として、とらえられているようです。

東洋医学では、「気《き》」を大切にします。これは、エネルギー源のようなもので、「生き生きしている」「精気がない」と言う時の「気」を意味しており、むしろ、五臓は臓器としてではなく、「肝気《かんき》」「腎気《じんき》」などと表現したほうがわかりやすそうです。

肝は、自律神経や脳の働きを示します。五臓には、大切な脳は入っていませんが、

### 図表12 五臓《ごぞう》

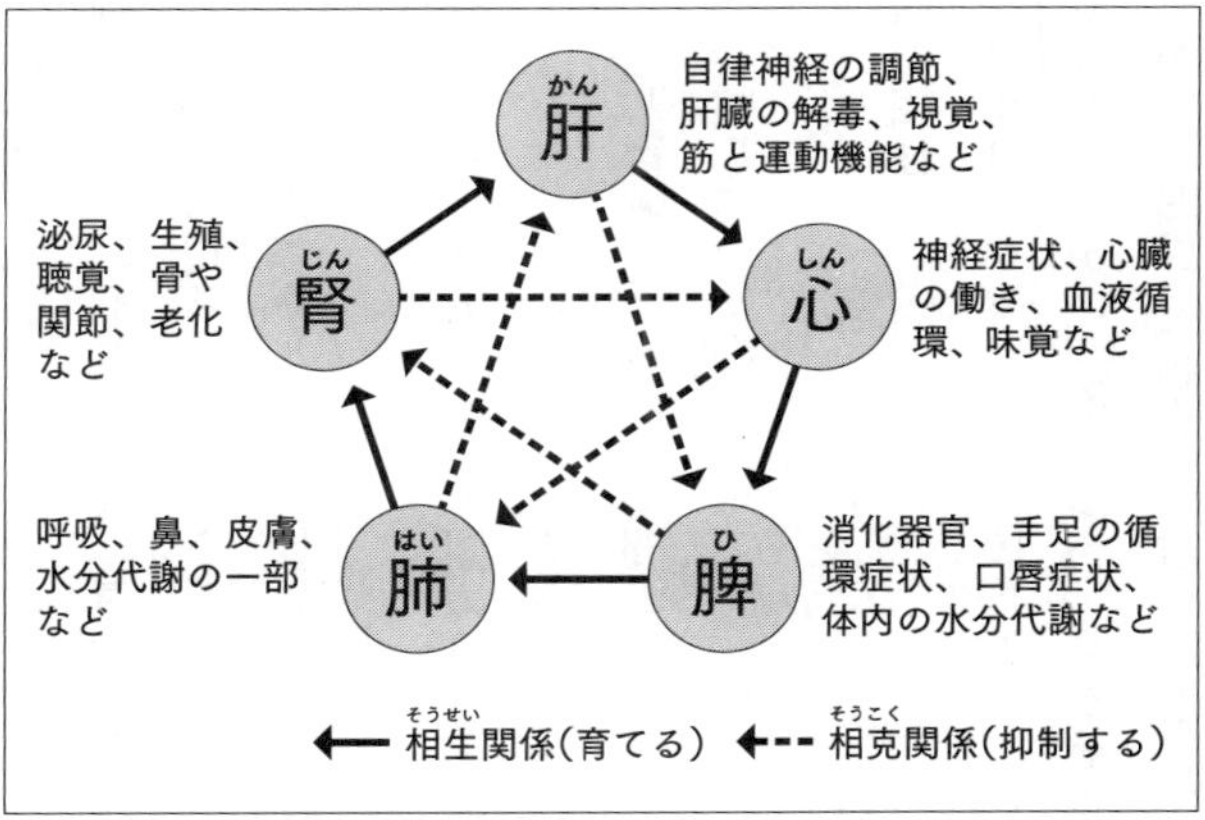


肝は「きも」と言うぐらい大切で、臓器の中心として扱われ、大切な神経を表わしています。

心は、もちろん血のめぐり、それに生活のリズムを司《つかさど》ります。

肺は、文字通り、呼吸と水の代謝、そして皮膚の状態をコントロールします。みずみずしい肌は、元気のバロメーターです。

脾は、私が注目している腸の機能です。そして、日々の生活のなかで生み出される「気」を蓄《たくわ》える、とあります。

いっぽう、もうひとつ私が注目している腎は、成長発達老化といったまさに人生の時間を司ります。そして、親からもらった

「気」を蓄えます。

脾と腎、それぞれ大切な「気」を蓄える臓器である、そしてそれぞれは、生活から得る、親から得るものということになっています。親からもらうエネルギーには限りがあり、このエネルギーを使い切ると命がなくなる。だから、腎は老化と関わるとされています。

親からもらう気、自分で溜める気。このふたつの関係は、実は現在、医学でもっとも注目されている研究分野で、第5章で詳しく述べたいと思います。いずれにしても、腸と腎臓が、臓器の時間のペースメーカーになることは、古来の東洋医学者がすでに看破《かんぱ》していたのです。

**臓器の相性**

メタボリックドミノの「臓器連関」の考えも、すでに東洋医学で示されています。五臓は、おたがい関係しあい、アクセルをかける関係（「相生《そうせい》」と言います）とブレーキをかける関係（「相克《そうこく》」と言います）になっています。

腎は、肝（神経）を高めます。これは、前に述べた、腎神経が高ぶることで高血圧が起こることをうまく説明します。

肝が高ぶること、これは交感神経が興奮することで、心臓の心拍数は多くなり、収縮力が高まります。肝は、心の働きを高めるのです。逆に、腸の運動は弱くなります。旅行した時など、便秘になりがちですが、これは交感神経が興奮して、腸の動きが悪くなるからです。まさに肝（神経）は、脾（腸）の力を弱めます。

## 漢方薬は、腸の悪い人におすすめ

漢方薬は、もともと植物をつぶし、煎《せん》じて処方します。

植物は、動物に食べられる運命にありますが、食べ尽くされてしまえば、子孫の繁栄はありません。そこで、植物は食べられた時に動物の腸に作用して、その機能をおかしくする作用を持った毒を作り出します。こうして、食べられることを防ごうとしているのです。

この毒の量を加減して、薬として使うのが漢方の原理だと私は思っています。まさに、「毒を以《もっ》て毒（病気）を制する」のです。ですから、漢方薬の多くは腸、あるいは腸内細菌をそのターゲットとしているのではないかと思います。

便秘の時、「大黄甘草湯《だいおうかんぞうとう》」は大変よく効《き》きます。腸と似た筋肉からできている膀胱の障害、排尿障害には「牛車腎気丸《ごしゃじんきがん》」や「八味地黄丸《はちみじおうがん》」が効きめを発揮します。漢方薬が食間投与であるのは、直接腸に効かせるためだからでしょう。

いらいらや不眠、更年期障害《こうねんきしょうがい》には、「加味逍遥散《かみしょうようさん》」などが効きますが、これらの薬もやはり腸に作用して、腸から脳への神経の働きを変えているかもしれないのです。私は密《ひそ》かに、漢方の薬は腸の悪い方におすすめだと思っています。

## 臓器を孤立化させない

ところで、パーソナルコンピューター（パソコン）が普及しても、しばらくは、その利便性の実感はそれほど大きくなかったのではないでしょうか。やはり、http://www が創られ、インターネットで社会が〝つながる〟ようになってはじめて、私たちの生活そのものが一変したのです。

約20年前にメールが登場した時、私は「いったい、これがどれほどの意味があるのか。ファックスで十分ではないか」と思い、当惑したものです。スマートフォン（スマホ）の登場で、今では、誰でもポケットにコンピューターを持ち歩き、いつでもどこでも〝仲間〟とコミュニケーションでき、膨大《ぼうだい》な情報に気軽にアクセスできるようになりました。

しかし、皮肉にも、そのために私たちが実際に生活している現実の空間からは会話が消えました。電車に乗っても、誰も話していません。みんな、スマホとにらめっこです。〝共食〟の重要性が指摘されていますが、家族そろって食事のテーブルについても、子どもたちは無言、スマホを見つめながらの食事です。

過度の〝つながり〟は、逆に過度の分断・孤立を生み出してしまいました。つながる社会で、私たち個々人はかえって孤独に悩まされています。このようは現代の状況は、「Alone Together――孤独な人の群れ」として、今大きな社会問題となっています。同じことが、臓器についても言えるのです。

臓器は本来、つながっています。しかし、臓器を酷使し過ぎると、臓器からの情報発信が錯綜《さくそう》・混乱して、おたがいの臓器がうまく連絡できなくなり、かえって臓器が孤立・暴走する危険性があります。

たとえば、「腎血管性高血圧症」という病気があります。動脈硬化の方が増えてくることで多くなった、高齢者の高血圧のひとつです。

腎臓を養《やしな》っている腎動脈が動脈硬化を起こして細くなると、腎臓に送り込まれる血液が減ります。すると、腎臓は自分を養う血液が不足することを感じ取って、なんとかたくさんの血液を送ってもらおうと、血圧を上げるホルモンであるアンジオテンシンを作る酵素・レニンをたくさん分泌するようになります。

その結果、血圧が上がり、細い腎動脈からでも、なんとか以前と変わらない血液が腎臓に送り込まれるようになります。こうして生じる高血圧が、「腎血管性高血圧症」です。

これは、腎動脈の細くなった腎臓自身にとっては大変良いことですが、その他の臓器は、いつもより高い血圧に曝《さら》されることになり、障害を受けます。腎臓が孤立・暴走した結果です。

過食・栄養オーバーになると、脂肪細胞は、余分なカロリーをなんとか処理しようとがんばります。自分のなかに中性脂肪として溜め込もうと孤軍奮闘し、ある程度までは大きくなります。しかし、限界を超えると悲鳴を上げます。「ストライキ」を起こし、脂肪を溜め込む指令を出すインスリンの命令を聞かなくなります（「インスリン抵抗性」と呼ばれます）。

その結果、血液のなかには、中性脂肪になれなかった「脂肪酸」が漂《ただよ》うようになります。この脂肪酸は、肝臓や筋肉に作用して、メタボを進めますし、こうした臓器では、しかたなく脂肪細胞に代わって、中性脂肪を溜め込むようになります。脂肪細胞の暴走の煽《あお》りを食ってしまうのです。

この現象は、本来脂肪を溜め込むべきでない所（臓器）に脂肪が溜まるということで、「異所性《いしょせい》脂肪蓄積」と呼ばれます。その結果、「脂肪肝」あるいは「脂肪筋」が起こります。

これは、言うならばフォアグラや霜降《しもふ》り肉です。脂《あぶら》が溜まるので、こうした臓器は大変おいしくなるわけですが、「異所性脂肪蓄積」はメタボリックシンドロームや糖尿病を急速に進めてしまいます。おいしくない話になってしまいます。
臓器たちがAlone Togetherの状態にならないようにすることが、健康維持にはきわめて重要なのです。

第4章

# 臓器は記憶する

## ——臓器に残る治療記憶

## 臓器移植で移された〝他人の記憶〟

17歳でエイズに感染し、34歳で心臓移植手術を受ける——パリに住む女優シャルロット・ヴァランドレイのノンフィクション（邦題『見知らぬ心臓』マガジンハウス刊）が、世界的なベストセラーとなっています。

16歳で、ベルリン国際映画祭で女優賞を受賞した彼女は翌年、幸福の絶頂から一転、エイズに感染していることを知らされます。しかし、抗《こう》エイズ薬AZTの登場で一命を取《と》り留《と》めます。そして、今度はその副作用で、心臓移植治療を受けることになります。これだけでも十分信じられない人生なのですが、この彼女にさらに、信じられないことが起こります。

移植手術を受けてちょうど2年が経過した日、彼女は突然、悪夢に苛《さいな》まれるようになります。自動車を猛スピードで運転し、事故を起こして死んでしまう夢です。

数々の偶然から、彼女は、自分が移植手術を受けた病院で、同じ日に自動車事故で脳死状態となった若い女性の臓器摘出術が行なわれた事実（その日、パリで行なわれた心臓移植手術は彼女の手術1件しかなかった）を知ることになります。

もちろん、ドナー情報の秘匿《ひとく》義務から、彼女に移植された心臓が交通事故を起こした女性のものかどうかは、彼女が確認することはできません。しかし、なんと彼女は、自分に心臓を提供した女性の夫と親しい関係になり、自分の嗜好《しこう》がその女性に似てきていることがわかったと語っています。

日々の生活のなかで、それぞれの臓器はそれぞれに考えています。その思考は、神経を介《かい》して脳に伝えられ、他の臓器に影響を及ぼすとお話ししました。このエピソードが物語ることは、臓器は臓器自身が考えたことを記憶しているということです。

## 移植された臓器が、記憶を取り戻すまで

この本で、私が医学的に大変興味を持ったことがあります。それは、移植された臓器の変化です。

彼女に移植された心臓は、その後、拒絶反応を抑《おさ》えるための薬の副作用で心筋梗塞を起こします。通常、心筋梗塞を起こすと、人間はそれまで経験したことのない激烈な胸部の痛みを感じます。ところが、心臓移植を受けた患者の場合、その後、心筋梗

塞を起こしても、痛みを感じるケースは3％に過ぎません。この事実は、これまで私がお話ししてきた、臓器の気持ちを伝える神経の大切さを如実《にょじつ》に物語っています。外科医は手術の際、切断した血管はていねいにつなぎ直します。そうしないと、血液不足となり、臓器は死んでしまうからです。しかし、血管と同じぐらい密に張り巡らされている神経は、切断後に放置されます。

心臓移植患者が心筋梗塞の痛みを感じないのは、心臓を支配する神経が切断されているために、心臓の痛みが脳に伝わらないからです。

しかし、彼女は心筋梗塞を起こした時、激烈な痛みを感じました。つまり、切断された神経は再生して、移植心臓に辿《たど》り着《つ》いていたことになります。移植された心臓は、自分の記憶を伝えるために、神経を手繰《たぐ》り寄せたのです。だから、彼女の脳は、移植された臓器の記憶を感じ取れたのです。

彼女が自動車事故の夢を見始めたのが、手術後2年。切断された神経が再生して機能するには妥当《だとう》な時間です。彼女の体験は、医学的に理《り》に適《かな》っています。

## 治療の記憶(メモリー)は、残る

最近、医学の世界では「記憶（メモリー）」が注目されています。

ある治療法が、臨床的に有効であるかを確かめるために、これまで数多くの「大規模臨床試験」と呼ばれる臨床研究が実施されてきました。何千人という患者さんを対象に、ある治療法Aを行なうグループと、別の治療法Bを行なうグループに分け、一定期間の継続治療後、AとBの治療効果の差を見るものです。

ところが、最近になって、たとえばAがBより治療効果が優れているという結果が出たあと、ふたつのグループを以後同じように治療したとしても、Aグループのほうが、その後も臨床成績が良い状態が続くことが多くの試験で明らかになりました。

糖尿病の世界で、「糖尿病の人の血糖を健康な人に近づけるようになるべく下げたほうが、合併症を抑《おさ》えることができるか」を確かめる臨床試験が実施されました。

15年間の試験のあと、確かに、血糖を厳格にコントロールしたグループのほうが、日常診療でなされているレベルの血糖コントロールを行なったグループより、糖尿病の血管合併症は少ないことが証明されました。その後、試験に参加した人たちを同じように厳格に血糖をコントロールして10年間追跡する調査がされました。

すると、10年後も、それまで15年間厳格に血糖をコントロールした人たちのほうが、相変わらず血管合併症が少なく、その差が縮《ちぢ》まらなかったのです。15年間血糖が低かったという記憶（メモリー）が、少なくともその後10年間、治療を受けた糖尿病の患者さんの体に残り、血管合併症の発症に影響したのです。

この現象は「ブドウ糖メモリー」、あるいは糖尿病治療の「レガシー（遺産）効果」と呼ばれています。

私は、「メモリー」と「遺産」の語感はすこし違うと思います。メモリーは人生を通じて色褪《いろあ》せません。初恋のメモリーは、いつまでも私たちの心に残って思い出すことができます。しかし、親から受け継いだ遺産は、食いつぶしてしまうのが世の常です。

はたして、血糖コントロールの影響がどこまで残るのかは、今後の検討課題です。いずれにしても、甘い糖分をどこまできちっとコントロールしたかという治療記憶、いわば〝スイートメモリー〟がわれわれの臓器に残る可能性が示されたのです。

## 治療の記憶で、高血圧が治った！

私が担当する腎臓内分泌代謝内科学教室の高血圧研究チームでは、高血圧についても、治療のメモリーがあることを動物実験で見出しました。

この実験では、「高血圧自然発症ラット」を使いました。このラットは、生まれてから自然にだんだん血圧が上がり、３カ月ぐらい経つと、血圧が２００㎜Hg以上になり、その後、脳卒中を起こしてどんどん死んでいきます。

私たちは、このラットで、まだ血圧が上がりきっていない、生後３～10週間の間に、アンジオテンシンと呼ばれる血圧を上げるホルモンの作用を抑える高血圧の薬を投与して、血圧の上昇を抑えました。

すると、その後、治療をやめても、血圧は下がったままでした。つまり、〝一時的な治療〟によって、その後の高血圧の発症を抑えられたのです。これは、一時的な治療が予防効果を示したことを意味します。このラットは、その後も脳卒中で死ぬことはありませんでした。

さらに、この高血圧ラットの血圧が２００㎜Hg以上に上昇し、高血圧になったあとも、その直後であれば、わずか2週間アンジオテンシンを抑える薬剤を投与し、高血圧を治療したところ、その後に薬を止めても、血圧は低いままでした。つまり、高血圧が〝治ってしまった〟のです（図表13）。

高血圧は、原因不明のケースが9割です。ですから、高血圧の薬は、原因を治すものではなく、普通は一生飲み続けないといけないものです。高血圧の患者さんに「そろそろ血圧の薬を始めましょうか？」とお話しすると、ほとんどの方が「高血圧の薬は飲み始めると、一生やめられないんでしょう。それなら、もうすこし悪くなってからにしてください」と言われます。

しかし、早期の〝絶好の〟時期に高血圧の治療をすれば、その治療のメモリーが体に残り、血圧が下がったあと、薬を止めても高血圧が再発しないかもしれない、という動物実験結果を得たのです。私たちはこの効果を「アンジオテンシンブロックメモリー」と呼んでいます。

私たちは、さらに「こうした高血圧治療のメモリー効果が人間でも認められるか」を確かめる臨床試験を行ないました。

**図表13 ラットの治療の記憶**

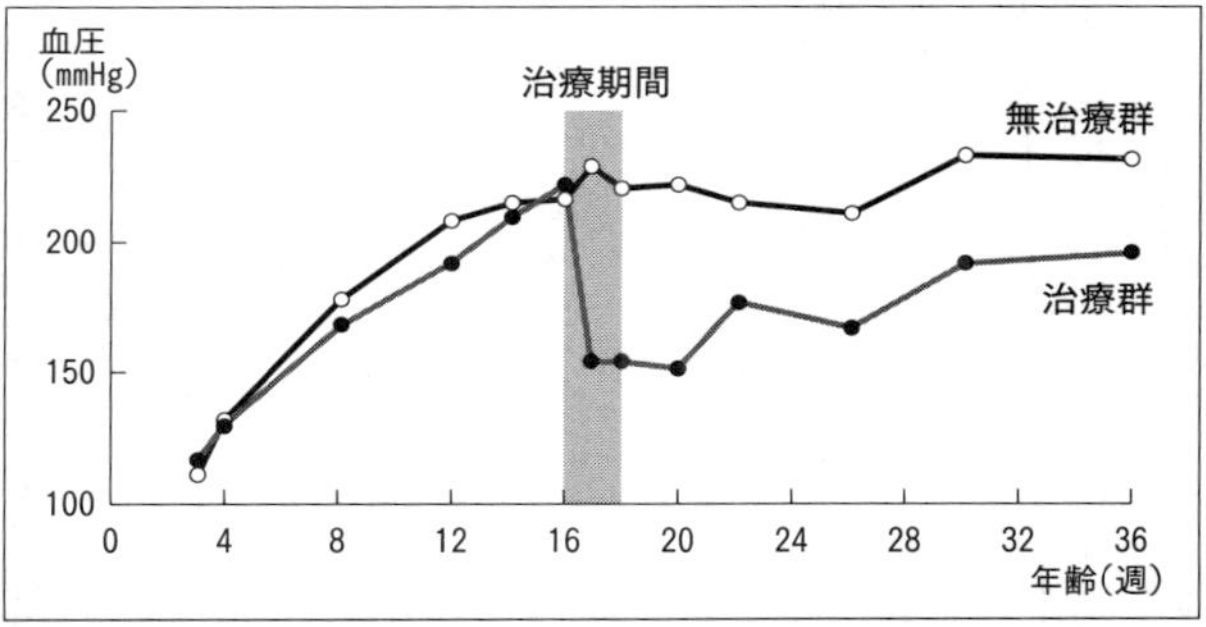


高血圧になったばかりのラットに２週間だけ治療薬を投与して血圧を下げると、そのあと薬の投与をやめても、高血圧は再発しなかった

高血圧になったばかりの患者さんに、１年間だけ高血圧の薬を飲んでもらい、高血圧を治療して、その後薬を飲むのをやめて、はたして高血圧が再発するかどうかを確かめたのです。

これは、「ＳＴＡＲ ＣＡＳＴ（日本語に訳すと〝スターぞろいのキャスト〟）試験」と名づけられました。

その結果は、人間も、高血圧の治療のメモリーが残り、治療をやめても、高血圧の再発が抑制できるかもしれないという希望が持てるものでした。

## 最新治療！　高血圧ワクチン療法

二〇〇九年、新型インフルエンザが発生、猛威をふるい、私たちを恐怖に陥《おとしい》れました。ワクチンができるまでの間、街角はマスクをつけた人たちであふれ、ドラッグストアからはマスクが消えました。

ワクチンは、バイ菌の成分を摂取することで、私たちの体の免疫《めんえき》系を活性化させ、その菌に対する「抗体《こうたい》」を作らせ、本物の菌が次に来た時、その抗体でバイ菌をやっつける方法です。いわば、私たちの体に、バイ菌感染の〝メモリー〟を作る治療法です。

このワクチン療法のアイデアは、私の所属する慶應義塾大学医学部を創った北里柴《きたざとしば》三郎《さぶろう》博士が世界ではじめて考え出したものです。北里博士は、破傷風《はしょうふう》に対する抗体を動物に作らせることで、破傷風を予防する血清《けっせい》療法を開発しました。この業績で、博士は第1回ノーベル生理学・医学賞の候補になりました。

「北里チルドレン」を自称する私たちは今、高血圧に対するワクチン療法を開発中です。私たちが見つけた「アンジオテンシンブロックメモリー」効果を元に、血圧を上げるホルモンであるアンジオテンシンの受け取り手である「アンジオテンシン受容体」に対するワクチンを、動物に3回接種したところ、抗体ができ、アンジオテンシンの作用を中和することができるようになりました。

その結果、血圧が下がり、効果は半年ほど持続しました。つまり、高血圧ワクチンのメモリーが残ったのです。現在、私たちは、人間が飲むことができる高血圧ワクチンを開発中です。

## 最新治療！　がんワクチン療法

現在、すぐれた高血圧の薬がたくさん開発されています。うまく薬を組み合わせることで、「血圧の下がらない高血圧はない」と言っても過言ではない時代になっています。

高血圧ワクチンなど必要ないのではないか、と思われる方もいるかもしれません。しかし、世界的には食べものもままならない地域があります。医薬品の供給も不十分で、毎日規則的に薬を飲めない方がたくさんいらっしゃいます。長期にわたり、毎日薬を飲まないといけない高血圧の治療には、ワクチンは向いていると思います。

こうした事情は、私たち日本人にとって、対岸の火事とは言えません。東日本大震災以降、医薬品の供給が突然途絶《とだ》える事態は、いつ起こってもおかしくないことを実感せざるを得ないのです。私たち東京の病院にも、いわば、「医療難民」となられた、東北地方の多くの方々が治療を受けに来られました。ワクチン療法は、まさに〝災害に強い〟医療法です。

「メモリー治療」は、死因の第1位であり、当面、人類にとってもっとも大きな脅威となり続けるであろう、がんに対する新たな切り札治療として大きな期待がかかっています。

現在、抗がん剤が効かない末期がんの患者さんを対象に、がん細胞をやっつける抗体を作るためのがんワクチンが開発中です。

細胞ががん細胞になることで、はじめて作り始める物質を見つけ出し、その〝がん特有の物質〟に対する抗体を体に作らせることで、がん細胞だけをやっつけようとする試《こころ》みです。私たちの体に、自然に抗体を作らせるので、副作用はなく、記憶に残ることで、作用も持続します。

この治療は、副作用に苦しみながら、体をがんに侵《おか》されていく患者さんたちに一条の希望の光を与えています。「臓器の記憶」は、医療に新たな展開の可能性を開いているのです。

次章では、「臓器の記憶」はどのようにして残るのか、そして、いったん書き込まれた記憶は書き換えたり、消去することができるかについて、お話しします。

第5章

# 臓器の記憶を書き換える

## ——「時空医療」への挑戦

## 「エピジェネティクス」とは何か？

次の文章は、『モモ』（ミヒャエル・エンデ著、大島《おおしま》かおり訳）に出てくる、なぞなぞです。

三人のきょうだいが、ひとつ家に住んでいる。
ほんとはまるですがたがちがうのに、
三人を見分けようとすると、
それぞれたがいにうりふたつ。
一番うえはいまいない、これからやっとあらわれる。
二ばんめもいないが、こっちはもう出かけたあと。
三ばんめのちびさんだけがここにいる、
それというのも、三ばんめがここにいないと、
あとの二人は、なくなってしまうから。
でもそのたいじな三ばんめがいられるのは、

一ばんめが二ばんめのきょうだいに変身してくれるため。
おまえが三ばんめをよくながめようとしても、
見えるのはいつもほかのきょうだいの一人だけ！
さあ、言ってごらん、
三人はほんとは一人かな？
それとも二人？
それとも――だれもいない？
さあ、それぞれの名前をあてられるかな？

もちろん、答えはおわかりだと思います。「現在」「過去」「未来」の三つの顔を持つ「時間」が正解です。

時間は〝三つ〟の要素でできています。しかし、現在、過去、未来の三兄弟の顔はまったく同じではありません。毎日の時間は、同じように日々「繰り返す」ことで流れていきますが、その時間のなかで、私たちは老いていきます。

私たちにとって、過ぎゆく時間のなかで生きていくのは、らせん階段を上っていくのと似ています。元のところに戻ってくることを何度も何度も繰り返しながら、知らない間に、私たちのいる場所は元の位置と違っています。それが、生きているということです。

日々の生活のなかで得た経験の蓄積、つまり「記憶」が私たちの生活をすこしずつ変えていきます。

最近、時間の経過のなか、同じことを繰り返すことで得られる情報を、〝親からもらった〟「遺伝子」のなかに「書き込んでいく」しくみがあることが見出されました。このしかけは、「エピジェネティクス（Epigenetics）＝遺伝子を超えるしくみ」と呼ばれるもので現在、大変注目されています。

## 氏《うじ》と素性《すじょう》

世間では、人格や能力の形成における「氏」と「素性」の問題がよく取《と》り沙汰《ざた》されます。これは、デリケートな問題ですが、医学生物学の領域では今、もっともホットな研究領域となっています。

氏は、「生まれ」「血筋」で、本人の努力ではどうすることもできないもの、素性は、「育ち」で、環境、立場、努力で変更可能なことの代名詞として用いられています。このふたつは本当に相容《あいい》れないもの、対立するものかどうか、ということが今、大問題なのです。

最近、大看板と呼ばれる歌舞伎役者さんが相次いで亡くなられ、ファンは悲しい思いをしました。歌舞伎の世界では、いくら才能があっても、顔が整《ととの》っていても、いわゆる〝梨園《りえん》の御曹司《おんぞうし》〟でなければ、主役にはなれないのが現実かもしれません。

しかし、医学生物学の世界では、「努力が報《むく》われる」ことが最近になって、次第にわかってきました。

われわれの生きる目標は、単純には「食べて、そして子孫を残すこと」です。人間、誰しも「死」を恐れています。いずれ自分が、な（無・亡）くなってしまう恐怖があります。しかし、自分に〝似ている〟子どもの顔を見ていると、安心して「死んでいける」と思える、あるいは思いたいというのもまた、私たちの本音ではないでしょうか。

もちろん、子どもは自分のまったくのコピーではありません。親の言うことはロクに聞いてくれないし、思い通りにならないのが現実です。こうした親と子の世代のバトンタッチに、われわれは「進化」というものを、それなりに実感しています。

「進化」をはじめて体系的に考えたのが、ジャン＝バティスト・ラマルク（一七四四〜一八二九年）です。彼は一八〇九年、「用不用説」なる進化論を説《と》きました。生物は、自分が生きていくうえで必要な形態や都合のいい機能を獲得したいと思い、日々努力する。そうして得られた「形質《けいしつ》」は、自分の子どもに遺伝して、すこしずつ生物は進化する、と考えたのです。

ラマルクのあとに登場したのが、進化論の大御所チャールズ・ダーウィン（一八〇九〜一八八二年）です。ダーウィンは、一八五九年刊行の『種の起源』において、有名な「自然選択説」を提唱します。

生物は、他の生物と競合する厳しい社会において、生存に都合のよい「形質」を持ったものが〝生き残りやすく〟、子々孫々《ししそんそん》栄えやすくなる。その結果、そうした生物が社会で〝幅を利かす〟ようになる。この流れが進化だ、としました。しかし、当時は、なぜそうなるのかという問題は解決されませんでした。親から子に何が「受け継がれるのか」わからなかったのです。

その後、親から子に受け継がれる物質は、タンパク質でも脂肪でもなく、「デオキシリボ核酸（ＤＮＡ）」であることが判明しました。一九五三年、ジェームズ・ワトソンとフランシス・クリックにより、その構造が明らかにされました。有名な「二重らせん」構造の発見です。

ＤＮＡが遺伝子の本体であることがわかると、遺伝子は、生きているなかで〝いくら努力しても変化しない〟もの、自分の親のＤＮＡ、おじいさんおばあさんのＤＮＡも、ひいおじいさんひいおばあさんのＤＮＡも、基本的には自分のＤＮＡと同じということになりました。

ＤＮＡは、その構造から〝正確無比に〟親から子へ複製され、伝えることができるのです。そうすると、ラマルクの提唱した、生きているうちに獲得した形質が遺伝する、という考えはまちがいということになりました。

それでは、なぜ進化があるのでしょう？

DNAは正確無比に複製すると先述しましたが、その過程で、ランダムに（でためにに）、ある一定の確率（低いですが）でエラー、すなわち「突然変異」を起こします。そこには、なんの理由も感情もありません。たまたま、生きていくうえで都合のいい突然変異が起こった場合、その変化したDNAを持った生物が、幅を利かすようになると考えられました。

これが、一九四〇年代に生まれた「ネオ・ダーウィニズム（新ダーウィン主義）」です。かなりクールな考え方です。

## 新ダーウィン主義とルイセンコ学説

進化論は、ワトソンとクリックのDNAモデルが発表されるまで、激しい対立がありました。

ソビエト連邦の農学者トロフィム・ルイセンコは、一九三四年に「獲得形質は遺伝する」と発表しました。彼は、低温処理により、春まき小麦が秋まきに、秋まき小麦が春まきに〝変わる〟ことを発見し（この事実は正しかった）、これは遺伝的性質が変化するからだ、としました。

彼が述べたことは、他の人が行なっても、同じ結果が出なかったのですが、スターリン政権下では、「努力は必ず報われる」ことを示すもの、マルクス・レーニン主義の弁証法的唯物論《ゆいぶつろん》を証明するもの、として大変もてはやされました。当時のソ連生物学会で、ルイセンコ学説に反対する生物学者は処刑されたり、強制収容所に送られるなど粛清《しゆくせい》されました。

こうして、ネオ・ダーウィニズムは、アメリカを中心とした自由主義社会の自由競争を肯定する役割を担い、いっぽうルイセンコ学説は、共産主義の思想、唯物論的弁証法の正しさを証明する使命を担い、医学・生物学での冷戦になったのです。

この対立は、ワトソンとクリックにより、ＤＮＡの構造が明らかにされたことで、ネオ・ダーウィニズム、自由主義社会の勝利に終わったかに見えました。しかし、実はそうではなかったのです。

## 生まれてからも、遺伝子は変わる⁉

最近、DNAに書かれた情報そのものは変わりがなくても、生まれてからのさまざまな状況で、その遺伝子の情報の読まれ方が変わり、遺伝子の発揮する作用、すなわち「形質」が変わることがあることが明らかになってきました。

これが「エピジェネティクス」です。ジェネティクスは「遺伝子」を意味し、エピは「その上」ですから、エピジェネティクスとは遺伝子そのものではなく、それ以外の方法で、いわば〝遺伝子の構造を超えて〟、遺伝子の機能を調節するしくみということです。

DNAを2本の繊維がからまってできた糸と考えると、DNAの糸は、糸巻きに相当する「ヒストン」と呼ばれるタンパク質に巻きつけられています。DNAは、糸巻きに巻きついている間は、その機能は発揮されません。糸巻きから糸がある程度ほぐれることで、遺伝子は働き始めます。ヒストンは、まさに糸の巻きつき具合を調節するタンパク質で、遺伝子の情報の読まれ方をコントロールしています。

DNAそのものやヒストンに、ある種の目印――炭素や酸素、水素からできている

図表14　エピジェネティクスによる遺伝子の調節

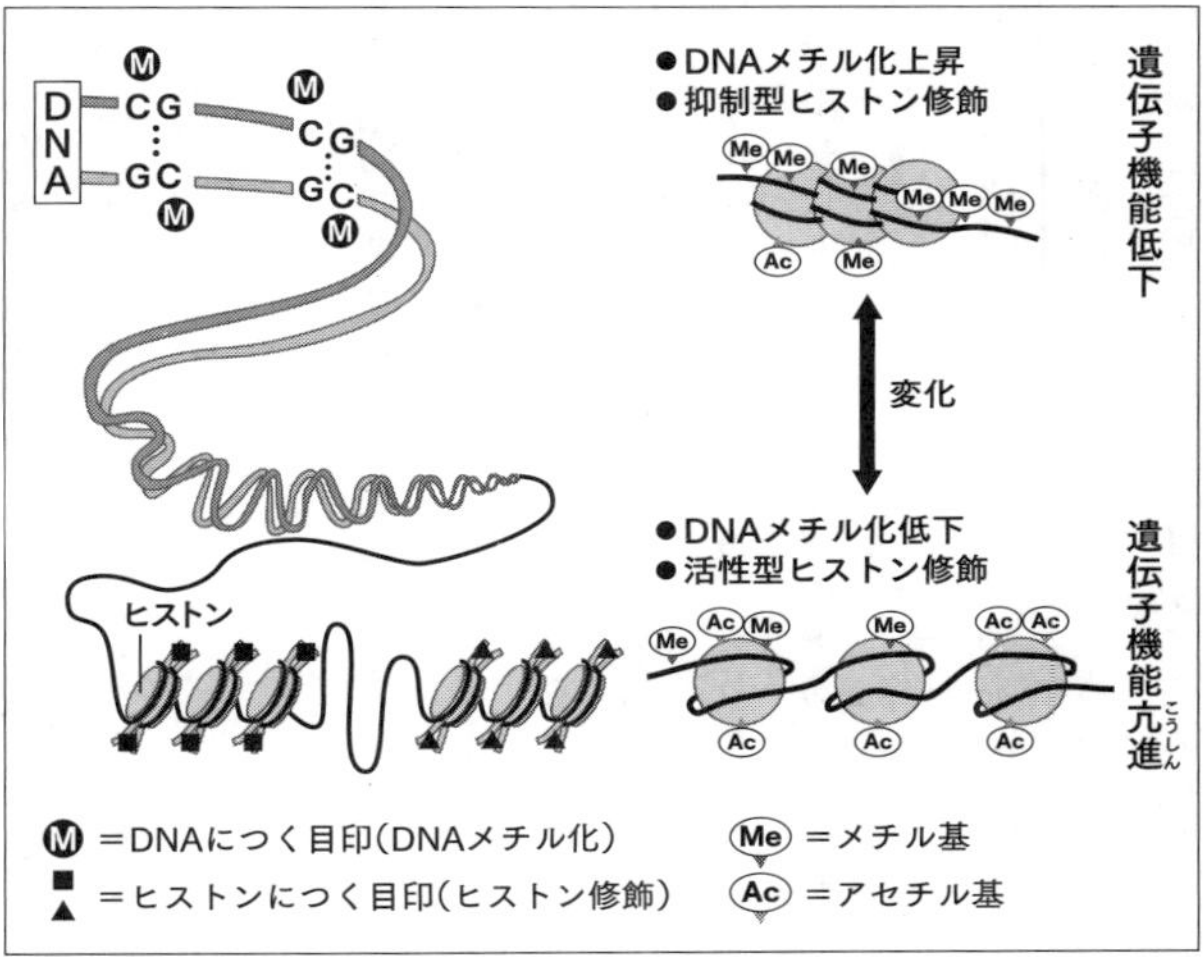


メチル基やアセチル基などと呼ばれる有機分子（結合する物質）――がくっつく、あるいはくっついていたものが離れることで、糸巻きのほぐれ具合が調節されて、遺伝子の働きが変わることがわかってきました。

　これが、エピジェネティクスによる遺伝子機能コントロールの本体です（図表14）。

　大切なことは、こうした目印が遺伝子にいったんくっついたり離れたりすると、その変化がかなり長い時間、時には一生涯に及ぶこともあるということです。若い時に起こった遺伝子の働き方の変化は、ずっと残ってしまうかもしれないのです。なぜなら、そのしくみはいまだによくわかっていませんが、細胞が分裂しても、こうした目印が遺伝子上に残るからです。

## 「臓器の記憶」を生み出す物質

ミツバチは、女王バチと働きバチから成り立つ階級社会を作り、生活しています。実は、女王バチも働きバチもみんなメスで、その遺伝子はまったく同じです。

なぜ、1匹だけが女王バチになれるのかというと、幼虫の時に、働きバチが分泌したローヤルゼリーを与えられ、それを食べた幼虫だけが女王バチに成長するのです。ローヤルゼリーのなかには、ハチの体を女王バチにする、エピジェネティクスの変化を起こす物質が入っていることが明らかにされています。

たとえ、遺伝子は同じでも、幼虫の時のエピジェネティクスによる変化で、女王バチの体は他のハチの1・5倍の大きさになり、寿命は20倍になります。おもしろいことに、種類が異なるハチの幼虫にこの物質を食べさせても、そのハチはやはり、女王バチの体に成長します。エピジェネティクスの変化を促す物質は、氏《うじ》を変えることができるのです。

## 「臓器の記憶」は遺伝するか？

「『記憶』に残る」とは、ある出来事で、私たちの体に変化が起こった時に（記憶の記銘《きめい》）、その出来事の終了後も、その変化が体のなかに〝格納〟されて（記憶の保持）、のちにその影響が再び出てくる（記憶の想起《そうき》）、ということです。

こうした「臓器の記憶」のしくみをエピジェネティクスによる遺伝子の変化は、うまく説明してくれます。

エピジェネティクスの変化が、世代を超えて、親から子に受け継がれるかどうかは、まだ完全にはわかっていません。精子や卵子にはエピジェネティクスによる変化は残りますが、受精卵になると、父や母の細胞の記憶はいったん消されてしまい、まっさらな状態になります。私たちの体の細胞から作られるｉＰＳ細胞でも、エピジェネティクスの変化の多くは消去されます。

つまり、「初期化する」のです。しかし、植物などでは、世代を超えて、エピジェネティクスによる変化が伝えられる事実が明らかになってきています。ルイセンコの考えが、あながちまちがっていないかもしれないことになってきました。〝怪物〟ルイセンコの執念《しゅうねん》、恐るべし。

## 生活習慣が「臓器の記憶」を作る

94ページで、ブドウ糖メモリーについて述べました。血糖コントロールがうまくいかず、高血糖が長く続いていると、その影響はその後、治療を厳格にして、血糖を正常に戻しても残存する可能性があります。

この血糖コントロールのメモリー現象に、エピジェネティクスが関わっているという研究結果が発表されました。

PGC1－αと呼ばれる遺伝子は、ミトコンドリアを作り出すために、もっとも重要な遺伝子です。肥満や糖尿病になると、脂肪細胞に溜め込めなくなった余分の脂肪酸や、インスリンの働きを抑制するTNF－αと呼ばれる物質が血液のなかに増えます。こうした物質によって、PGC1-α遺伝子に、メチル化というエピジェネティクスの目印がつけられるようになることが明らかにされました。

遺伝子にメチル化の目印がつくと、遺伝子の働きが抑えられます。そのため、PGC1-αの遺伝子の作用が弱まり、ミトコンドリアが作られなくなります。ブドウ糖や脂肪は、ミトコンドリアで燃やされて、エネルギー源のATPになるので、ミトコンドリアの数が減ると、脂肪が燃えず肥満になりやすくなり、ブドウ糖が利用されず血糖が上昇します。

糖尿病の人では「ミトコンドリア力」が低下しますが、これは血糖が高いことで引き起こされたエピジェネティクスの変化によるものかもしれないのです。すると、血糖が高いというメモリーが体のなかに残り、その後も、遺伝子の機能がずっと狂い続ける可能性があります。

このように、生活習慣のなかで培《つちか》われる「臓器の記憶」が、その「臓器の時間」を制御するようになるのです。

## 最近の赤ちゃんは、「臓器の時間」が速い

一九八六年、イギリスの疫学者デヴィッド・バーカーは、胎児の時に母親が低栄養の状態でいると、生まれて、成人に達したあと、肥満や糖尿病、高血圧などが起こりやすく、心血管障害による死亡率が上昇すると報告しました。

この「バーカー仮説（成人病胎児期発症説）」は、二十世紀最大の仮説とまで言われ、当時あまりにも意外な事実であったため、なかなか受け入れられませんでした。しかし、現在、多くの研究者に支持されています。

この仮説を証明する歴史的事実があります。それは、「オランダの飢饉《ききん》（Dutch Famine）」と呼ばれる事例です。第二次世界大戦時、オランダではナチス・ドイツ軍の占領により、食糧制裁が布《し》かれ、1日の食糧配給が大人ひとり当たり700㎉まで落ち込みました。この制裁に遭遇した妊婦から生まれた人たちの追跡調査で、彼らが50歳の時、肥満や糖尿病の方が同世代より明らかに多かった事実が判明したのです。

母親の低栄養状態は、お腹のなかの胎児の遺伝子にエピジェネティクスの変化を起こします。その結果、何十年も経ってから、メタボや糖尿病が起こったと考えられて

います。動物実験では、妊娠期間中に母親が食べるタンパク質を制限されると、お腹にいる子は、脳や肝臓の遺伝子に、ストレスに強く反応するエピジェネティクスの変化が生じることが確かめられています。メタボはストレスに対する過剰反応であるとお話ししましたが、こうした親から生まれた子どもたちは、ストレスに対して過敏になり、肥満や糖尿病になりました。

男性は年を取ると、どんどん肥満の方が増加し、今や中年男性の３割が肥満者です。いっぽう、女性にはそのような傾向がなく、むしろ若い女性では、痩身《そうしん》のほうが問題になっています。ファッションモデルの〝激やせ〟が社会的にも大きく取り上げられています。彼女たちは、将来メタボにならないかもしれませんが、彼女たちのような、やせた女性から生まれた子どもは、逆にメタボになるかもしれません。

新生児の体重は、父親ではなく母親の体重に似るようにしくまれています。これは、もともと大きくなりがちな男性新生児が大きな父親に似てしまうと、母親が小さな体の場合、狭い産道を胎児が通れなくなるからだ、と言われています。

やせた母親が増加した結果、最近、生下時《せいかじ》体重が２５００g以下の新生児が増え、

1割近くになっています。私が子どもの頃は、新生児は普通3000g以上で生まれてきたものですが、今ではそうした赤ちゃんは3割程度です。

〝今時の〟赤ちゃんは生まれながらにして、「臓器の時間」が速く流れるようにセットされ、メタボの予備軍になっています。妊娠中のお母さんは、自分ひとりだけの体ではないことを自覚して、きちんと栄養を取ってほしいものです。

## 臓器が若返る「時空医療」

旅人の
宿《やど》りせむ野に
霜降《しもふ》らば
我《あ》が子羽《は》ぐくめ
天《あま》の鶴群《たづむら》

これから旅立つ人々は、
異国の野原で、宿《やど》を取る日もあるでしょう。
もしも、霜降る夜ならば、
どうか、愛《いと》しいわが子を羽でくるんでやってください、
大空をゆく、鶴の群れたちよ。

――『万葉集《まんようしゅう》』一七九一番歌　詠《よ》み人知らず

最新刊 12月

祥伝社新書

まだまだあるぞ、《夢》と《発見》
充実生活をサポートするラインナップ

# 臓器の時間
## ——進み方が寿命を決める

慶應義塾大学医学部教授
伊藤 裕《ひろし》

**臓器をめぐる、医学の新概念！**

臓器は、それ自体が考え、記憶し、相互が密接につながっている！
老いやすい臓器の寿命をいかに延ばし、
若さを保つにはどうしたらいいのか？

■定価819円

978-4-396-11348-3

これは、ひとり息子を遣唐使として送り出す母親が詠んだ歌です。受験戦争に打ち勝った超エリートであった遣唐使たちですが、その生還率は50%。現代の宇宙飛行士の宇宙からの生還より、はるかに危険な旅でした。

当時としては、とてつもなく遠い国だった中国に旅立っていった自慢の息子を日本に居ながら想《おも》い、これから起こる数々の苦難を慮《おもんぱか》って、目に映《うつ》る鶴の群れを、息子の守護神として中国へ向かわしめたいという、まさに「時空を超える」母の強い願いがひしひしと伝わってきます。

ここまでお話ししてきたように、私たちの健康は、私たちの体という「空間」のなかで繰り広げられる腎臓、腸や脳を中心とした数多くの臓器の連係プレーで成り立っています。そして、「臓器の記憶」の蓄積を生み出す「臓器の時間」のなかで維持されています。

そこで、私は「時空医療」という医学の概念を提案しました（「週刊　日本医事新報」二〇一三年七月十三日号）。

臓器連関という「空間」と、臓器で流れる「時間」で構成される四次元の空間のなかで自分の健康状態を正確に見つけ出して、正しく軌道修正を行なっていく医療こそ、今世紀医療の目指すべき方向であると思います。こうした医療が「時空医療」です。

日々の生活習慣のなかで、私たちの遺伝子には、エピジェネティクスの変化、特に老化を進める〝悪い〟記憶がどんどん蓄積していきます。この蓄積がある一定以上になると、臓器の障害は〝後戻り〟できなくなってしまいます。

写真4は、慶應義塾大学病院に慢性腎臓病（CKD）で入院された方々の腎臓の顕《けん》微《び》鏡《きょう》写真です。患者さんの腎臓の糸球体を写したもので、糸球体を作る細胞の遺伝子やヒストンにアセチル化やメチル化の目印がつくと光るように染められています。比較すると、正常な方に比べて、腎臓の病気になると、明らかにその染色パターンが変化しています。これは、腎臓の遺伝子にエピジェネティクスによる変化が蓄積していることを示しています。

こうした腎臓の〝悪い〟記憶をなんとか元に戻せないか、いわば〝腎臓の若返り〟を実現できないか、と私たちは現在、新しい治療法の開発に挑《いど》んでいます。

写真4　腎臓のエピジェネティクス変化

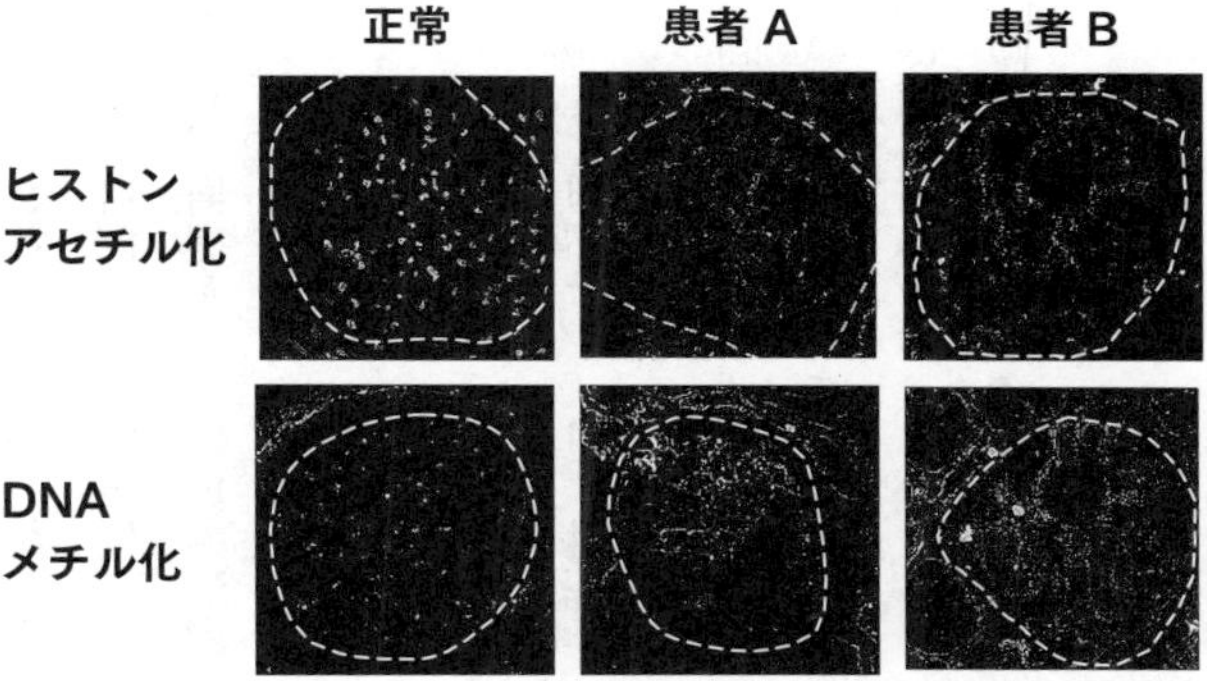


腎臓の糸球体（点線で囲まれた部分）を正常者と慢性腎臓病の患者で比較

（写真／慶應義塾大学医学部）

「時空医療」の開発に取り組んでいる私たちに勇気を与える実験結果が最近、報告されました。

運動は、糖尿病や高血圧などの生活習慣病にとって大変良いことは誰でも知っていますが、運動をたった20分間することで、筋肉の細胞の遺伝子にエピジェネティクスの変化が起こることが示されました。運動など、私たちができる努力で「臓器の記憶」が書き換えられるかもしれないのです。

悪い記憶が重なることで後戻りできなくなる前に、集中的な治療を効率よく行なえば、悪い記憶がうまく消せるかもしれません。もちろん、いったん悪い記憶が消去されても、臓器を障害する原因が残っていれば、再び悪い記憶が生じてくる可能性があります。

しかし、何度か早めの集中治療を繰り返して、エピジェネティクスの変化のオーバーラップを防ぐようにしていれば、病気が発症するほどの悪い記憶の重なりが起こりにくくなります。

悪い記憶を消去する、あるいは記憶を書き換えることで、過去の〝良かった〟状態に「臓器の時間」を戻し、臓器間の不協和音を解消する医療が「時空医療」です。このような医療が実現されれば、老化した臓器を若返らせることも夢ではありません。

空間と時間を飛び超えることは、なかなか困難です。しかし、息子を想う母のように強い気持ちを持って、空間と時間を超える努力をすれば、新しい医療が見えてくると私は信じています。

次章からは、一般の方々が自ら実践できる「時空医療」の基本をお話ししていきます。

第6章

# 臓器の寿命を延《の》ばす

——「美」を求めるチカラと寿命の関係

## “いい思い出”とエピジェネティクス記憶

うつくしきもの

瓜《うり》に描《か》きたる児《ちご》の顔《かほ》。
雀《すずめ》の子の、
鼠鳴《ねずな》きするに、躍《おど》り来る。
二つ三つばかりなる児の、
急ぎて這《は》ひ来《く》る道に、
いと小さき塵《ちり》のありけるを
目《め》ざとに見つけて、
いとをかしげなる指《および》にとらへて、
大人などに見せたる、いとうつくし。
頭《かしら》は尼《あま》そぎなる児の、

かわいらしいもの

ウリに描いた子供の顔。
スズメの子が
チュッチュッというと跳《は》ねて来る。
二つか三つの幼児が、
急いで這って来る途中に、
ほんの小さなごみがあったのを
めざとく見つけて、
ふっくらと小さな指でつまんで、
大人などに見せているしぐさ。
おかっぱ頭《あたま》の子供が、

目に髪の覆《おほ》へるを、かきはやらで、
うち傾《かたぶ》きて、
物など見たるも、うつくし。

目に前髪《まえがみ》がかかるのをかき上げないで、
ちょっと頭をかしげて
ものを見たりしているしぐさ。
――清少納言《せいしょうなごん》『枕草子《まくらのそうし》』第一四六段
（原文、現代語訳共に角川書店編『枕草子』角川ソフィア文庫より）

「臓器の時間」の流れを遅くすれば、臓器の寿命を延ばすことができます。そのためには、どうすればいいのでしょうか？

臓器はそれぞれ考えています。そして逐次《ちくじ》、神経やホルモンを介して脳に考えたことを知らせています。脳は調整役となり、他の臓器にその情報を伝え、そうすることで、臓器はおたがいにつながっています。ですから、脳がリラックスして〝ホーム感覚〟でいられ、冷静に判断できるようになれば、すべての「臓器の時間」が必要以上に加速されないようになります。

では、その場しのぎのリラックスではなく、脳がより長く、そしてより安定したホーム感を得るためにはどうすればいいのでしょうか？

それには、脳が〝心地よいと思える出来事〟や〝いい思い出〟を積み重ねることで、エピジェネティクスによる〝いい記憶〟を遺伝子に固着させることが大切です。

## 脳が受け入れやすい記憶

私たちの脳は、実は腸を「短くする」ことで、飛躍的に発達することできました。どのようにして、私たちは腸を短くすることができるようになったのでしょうか？それは、進化のなかで、腸がきわめて多くの腸内細菌を〝飼う〟ようになって、可能になったのです。

私たちの体は、約60兆個の細胞から成り立っています。しかし、人間の腸のなかには、それより多い100兆個以上の細菌が生活し、その重さは実に1kgに及びます。私たち自身の重さと思っている体重のうち、1kgは細菌の重さなのです。

私たちは、豊富な腸内細菌を飼えるようになって、消化吸収をより効率的に行なうことができるようになりました。また、腸内細菌と共存していくために腸の免疫機能が発達しました。その結果、バラエティに富んだ、時には危険と思える食べものも果敢に食べることができるようになりました。こうして、栄養価の高い食べものを短時間で消化吸収できるようになり、長い腸は要《い》らなくなり、腸の働きを維持するための血液の量は減りました。

すると、余剰の血液を脳に回すことができるようになり、その結果、脳は、はじめてどんどん大きくなっていったのです。爬虫類《はちゅうるい》、哺乳類《ほにゅうるい》、そして人類へと進化のなかで、脳の発達は、自動車にたとえればフルモデルチェンジではなく、新規機能の搭載の繰り返しで進んできました（図表15）。アイスクリームにたとえれば、カップの上にダブル、トリプルとどんどん積み重ねられるように発達したのです。

爬虫類では、生きていくために必須の呼吸と循環を司る「脳幹《のうかん》」が発達しました。哺乳類になると、その脳幹の上に「大脳辺縁系《だいのうへんえんけい》」と呼ばれる部分が発達してきました。大脳辺縁系は、大脳の周辺部という意味ですが、いわゆる〝情動〟を司る脳です。大脳辺縁系を持つようになってはじめて、感情を持った生きものになりました。

人類では、さらに「大脳皮質《だいのうひしつ》」と言われる部分が大きく発達しました。その結果、高次脳機能と言われる複雑な概念の構築や論理的思考が可能になり、知性が作られることになりました。その発達は、個人によりかなりバリエーションがあり、その結果、人格が生まれました。

「脳幹」「大脳辺縁系」「大脳皮質」といったネーミングは、ヒトの完成された脳を見て、大脳皮質を中心にあとづけされたものです。まず、「脳幹」ができて、まともに生きることができるようになり、次に「大脳辺縁系」ができて、生きる意欲が生まれ、最後に「大脳皮質」ができて、欲望をコントロールする人格を持つようになったのです。

大脳辺縁系の主役は、「報酬系」と呼ばれる神経回路です。これは、欲求が満たされた時、あるいは満たされることがわかった時に活性化して、その個体に「快《かい》」の感覚を与える神経系です。〝チョー気持ちいい!〟と思える回路です。この回路の活性化は、誰にとっても〝やる気〟の根源となります。

おもしろいことに、「記憶」は、この領域で生み出されます。つまり、「記憶」に残るには、〝気持ちいい(時には、気持ち悪い)〟という感情が必要なのです。

**図表15 脳の進化**

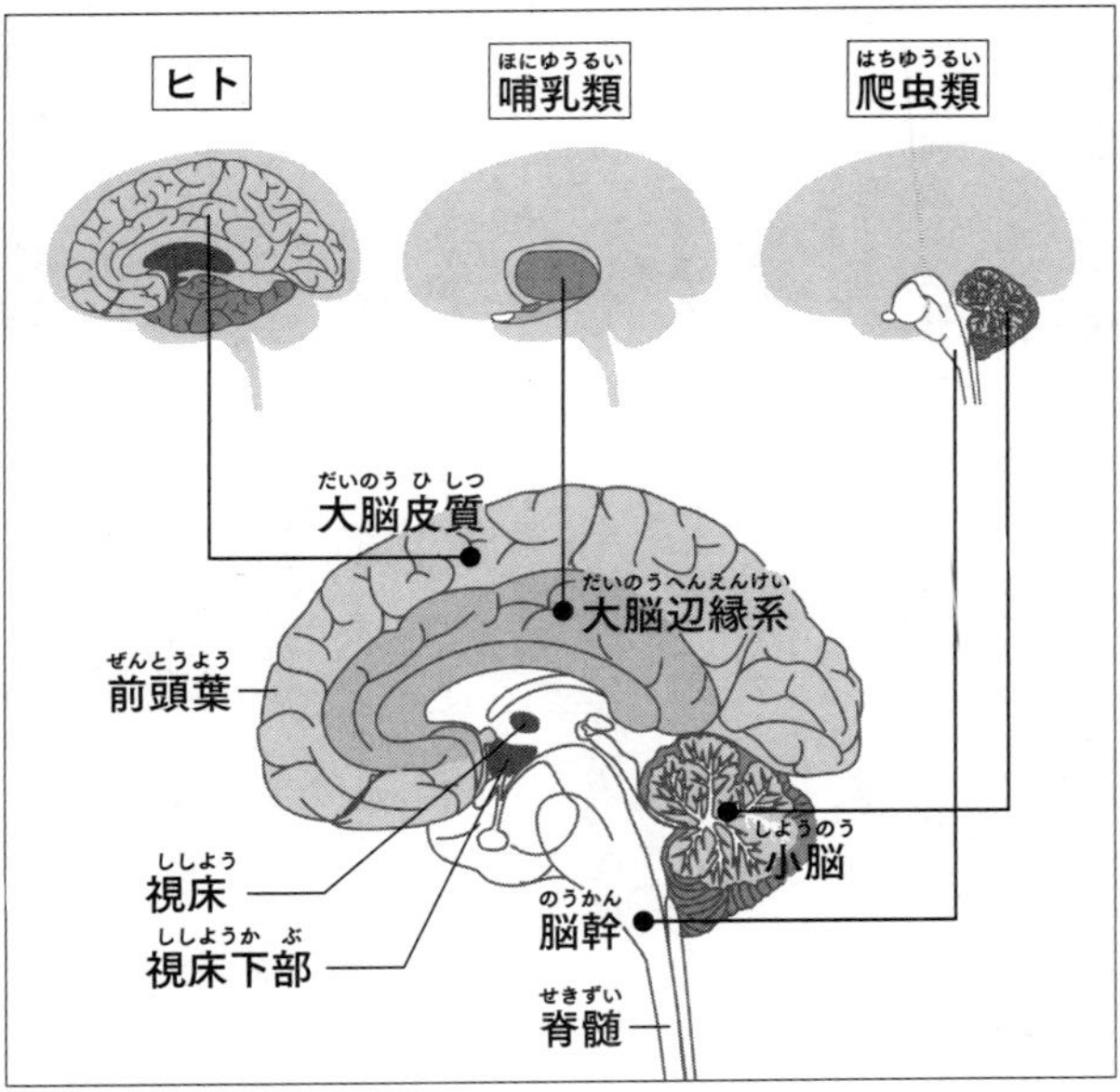


五感（視覚《しかく》、聴覚《ちょうかく》、触覚《しょっかく》、味覚《みかく》、嗅覚《きゅうかく》）を通じて、脳に伝えられた感覚情報は、最大4秒程度しか保持できません（「感覚記憶」）。

こうして届けられた膨大な情報のなかで、意味がある情報であると「選択」された情報だけが「短期記憶」として、いったん大脳皮質の前方、「大脳前頭野《ぜんとうや》」で記憶されますが、その保持は約20秒程度です。

短期記憶で保持できる量は5〜9個程度です。携帯電話の発達により、私たちは電話番号を覚える習性をなくしてしまいましたが、突然耳にした電話番号を簡単に記憶できないのはそのためです。短期記憶の情報を長期間、脳に格納しておくかどうかの判断をするのが、大脳辺縁系のなかの「海馬《かいば》」と呼ばれるところです。

海馬は、タツノオトシゴに似ていることから命名されましたが、海馬に送られた情報は、1カ月程度保持され、審査を通過した情報のみが、再び大脳皮質へ送られ、「長期記憶」として保存されます。

ちなみに、恐怖を伴《ともな》った記憶は、通常の記憶とは異なり、大脳辺縁系の別の領域、「扁桃体《へんとうたい》」と呼ばれる場所に格納されます。体にとって危険と思われる情報の処理は別扱いのようです。

海馬で、長期記憶に残すかどうかの判断に大きな影響を持つのが報酬系です。報酬系に〝受け入れられる〟ということは〝気持ちいい〟と感じられる経験をすることであり、そうした情報が記憶となりやすいのです。「報酬」の語源は「ボーナス」です。ボーナスは、ボヌス・エヴェントス（Bonus Eventus）という、ローマ神話における成功と収穫の神様に由来します。

それでは、脳にとってのボーナス、ご褒美《ほうび》とはいったいなんでしょうか？　それは実は、脳が「美しい」と感じることです。

## 「美」を感じると、「臓器の時間」がゆるやかに進む

サルとヒトにおいても、脳の感じ方には大きな隔《へだ》たりがあり、これまで動物を用いた脳の実験結果を即、われわれ人間の脳の実情に敷衍《ふえん》することはできませんでした。

ところが、最近、fMRI（＝functional magnetic resonance imaging　機能的核磁気《かくじき》共鳴画像法《きょうめい》）が開発されました。この装置を使用すると、脳や脊髄の活動に関連した血流の動態を視覚化でき、私たちは、ヒトの脳の活動をリアルタイムに知ることができるようになりました。

川畑秀明《かわばたひであき》著『脳は美をどう感じるか』（ちくま新書）によれば、「美しい」と感じる脳の領域はどこかをfMRIで調べると、眼窩前頭皮質内側部《がんかぜんとうひしつないそくぶ》、前部帯状回《ぜんぶたいじょうかい》、前頭《ぜんとう》前野《ぜんや》と呼ばれる領域になります。これは、大脳辺縁系を取り囲む領域で、報酬系に属

しています。

おもしろいことに、「欲しいと感じる」脳領域、〝それなしではいられない〟という「依存性を作り出す」脳領域も、「美しさ」を感じる脳領域とかなり重なっていました（眼窩前頭皮質内側部、腹側線状体《ふくそくせんじょうたい》、後部帯状回）。美しいと思うものは、記憶に残りやすく、そしてそれを欲しいという気持ちになりやすいのはきわめて自然です。

逆に欲しいけれども、それを「我慢する」脳は、右脳の背外側《はいがいそく》前頭前野、腹外側《ふくがいそく》前頭前野、外側前頭前野と呼ばれる脳領域で、こちらも美しさを感じる領域と接しています。判断、問題解決にも関わる領域で、人格を作り出す場所とも言われています。

どれだけ我慢できるかは、人格に直結する要素です。さらに、背外側前頭前野は、「醜《みにく》さ」を感じる時に、活発に活動するとも言われています。

こうした脳領域が活発に活動するようになると、交感神経系が活性化されます。我慢したり、醜いと感じてばかりいると、嫌な気分になり、いらいらしてくるのは当然です。そうすると、60ページでお話しした、ふたつの「とうそう（逃走と闘争）」反応が起こり、高血圧や糖尿病、メタボリックシンドロームなどの病気が引き起こされてしまいます。
ですから、「美しい」と感じることは、〝いい思い出〟を作り出し、その結果、脳を持続的にリラックスさせて、「臓器の時間」をゆっくりと進めることになります。美しさを感じ取れる人こそ、「臓器の時間」の流れをゆるやかにすることができ、健康で長生きできるのです。

**グルメの人は太らない！**

「美」という漢字は、「羊《ひつじ》」が「大きい」と書きます。昔は、羊はご馳走《ちそう》でした。ご馳走がたくさん並んでいる様《さま》を美しいと、古代人は感じたのです。「美味《おい》しい」という表現は、まさに味が美しいと書きます。「羊羹《ようかん》」という字にもたくさんの羊が出てきます。
美しさを感じられることと美味しさがわかることは、きわめて近い感覚です。私はよく「グルメの人は太らない」と言っています。美味しいものを美味しいとわかる人は、美味しいものをすこしだけ食べても満足できます。むしろ、すこしずつ食べて、なるべく多くの種類の美味しいものを食べたいと思います。

ところが、〝味音痴〟の人は、何を食べてもそれほど感動しません。そういう人は飲食時の快感はお腹が一杯になったという感覚でしか得られません。そのため、ついつい食べ過ぎてしまうのです。

美しさを感じることができる人は、美味しさにも敏感で、太らずにすみ、その意味でも健康になれるのです。

## 女性が、男性より長寿である本当の理由

太古の昔から、いつまでも美しくありたいと願うのは女性の性《さが》であり、特権でもありました。女性は、男性に比べてはるかに「美」に対して敏感です。清少納言の「うつくしきもの」で示されているように、子どもを生み育てる女性には、愛《いと》おしい子どもの姿に美を直観的に見出す本能が備わっているのかもしれません。

女性目線、男性目線とよく言われますが、私は、男女では見ている世界がまったく違うことが、やっと最近わかってきました。

男性は、物を見た時、左右どちらかの脳のある一部が活動して、見えた物のなかで一点に注意を集中する傾向があります。これは、男性は、狩猟に出かけ、広い草原で逃げる獲物をピンポイントで見つける必要があったために、そのような習性になったと言われています。

女性の場合、左右両方の脳が共に活動して、いろいろな要素を考慮でき、広い視野を持つことができます。このことは解剖学的にも、女性の脳は右脳、左脳を結ぶ「脳《のう》梁《りょう》」と呼ばれる神経繊維《しんけいせんい》の数が男性に比べて多いことからも裏づけられています。

ですから、男性は数学的推論作業、人物と背景を区別するテスト、物体のイメージを頭のなかで回転させること、目標に命中させることなどに長《た》けています。

いっぽう、女性は言語作業、社会的な判断、共感、協力のテストや組み合わせを作るテストなどが得意です。「美しさ」はバランス感覚のなかで感じられるものです。全体を見渡せないと感じ取れません。

「『美しい』と感じる顔はどんな顔か?」というアンケートをさまざまな人種で行なったところ、共通意見として、まず均整が取れていること、眼が大きく、顎《あご》が小さく細く、唇《くちびる》と顎までの距離が短いことが挙げられました。昔ですと女優オードリー・ヘップバーン、最近ですとNHK大河ドラマ「八重《やえ》の桜」で人気を博《はく》している綾瀬《あやせ》はるかがその典型です。

もともと、バランス感覚を有している女性のほうが、美に敏感になるのでしょう。女性のほうが男性よりも平均寿命が長い理由は、女性は美しさを鋭く感じ取り、脳をうまくリラックスさせることが得意だからなのかもしれません。

## 女性が、夫婦喧嘩《げんか》の原因を覚えている理由

結婚している男性なら、誰もが同意すると思いますが、女性は、遠い昔の夫婦喧嘩の原因をいつまでも覚えていて、事《こと》あるごとに、「あの時、あなたはこう言った！」と言います。これは、なぜでしょうか？

女性は、不快な思いの処理を大脳皮質で行ない、しっかりと言語化して、「長期記憶」として処理します。いっぽう、男性は、扁桃体（恐怖の処理をする場所）で「短期記憶」として扱います。つまり、いやなことはなるべく早く忘れてしまおうとする

のです。

夫婦喧嘩の80％は女性が始める、という統計があります。問題が起こった時、解決を目指そうとすると、その反応は女性の場合、脳全体に波及してしまい、そのため感情的になり、喧嘩モードに入りやすいのです。いっぽう、男性は問題をなるべく矮《わい》小《しょう》化しようとして、事なかれ主義を貫《つらぬ》きたがります。

このような男女の危機管理能力の差は、おそらく生物が進化してきた長い歴史のなかで、女性は子どもを生み、長い時間をかけて育てていくメインポジションにあったことと関係していると思います。子育ては、問題が起こった時、その場しのぎでいい加減に流してしまう態度では、けっしてうまくいきません。

私は最近、中国最古の書『易経《えききょう》』を勉強しています。占《うらな》いの書物というよりも、人生哲学書として学んでいます。人生の諸相を易では、「陰《いん》（⚋）」と「陽《よう》（⚊）」の組み合わせで表現します。陰は女性を示し、陽は男性です。

男性は、また「変」という漢字でも示されます。男性は変ずること、つまり一時的なチェンジを求めがちであると書かれています。積極的に物事の変革に乗り出すという意味では良いのですが、目先の変化に目を奪われがち、ととらえることもできます。

いっぽう、陰の女性は「化」という字が当てられています。女性は、長期展望から恒久的な変化、変化の固着を願うとしています。そして、物事の変革には、ただ変ずるだけではだめで、化《か》することが大切だと書かれています。ナイロン、レーヨン、キュプラ、さらにはサランラップを発明した企業・旭化成《あさひかせい》の社名の「化成」は、「化して成る」に由来するという説があります。

このように、『易経』が書かれた３０００年前から、古代人はすでに、女性の強さ、すばらしさを悟《さと》っていました。バランス感覚のなかで「美しさ」を求め、強い記憶力を養い、しっかり生きる姿勢が、女性の長生きにつながっているのだと思います。

**女性ホルモンにある〝他人の顔色をうかがう〟作用**

私は、女性が強く健康でいられるもうひとつの理由は、女性がヨコの関係を大切にできることにあると思っています。

私は京都生まれ京都育ちですが、8年前に東京に出てきて感じたことのひとつに、関東のご夫婦のほうが関西のご夫婦より、概《がい》して仲がいいことです。少なくとも、関西人の私にはそう映ります。ふたりで寄り添って外来に来られる老夫婦が多く、旦那さんがリーダーシップを発揮して、奥さんに大変気を使われているのを、そばで見ていて感じます。

このことは、東西の風土文化の違いについて書かれた『東と西の語る日本の歴史』(網野善彦《あみのよしひこ》著・講談社学術文庫)を読み、なるほどと思い当たりました。

同書では、「関東は気候も厳しく、土壌もやせていて、人々はひとつひとつの家を中心に家父《かふ》の指揮下、厳格な命令系統を持ち、一致団結して生きていくタテ社会、イエ的社会を形成していた。いっぽう、関西は長らく都があり、文物の往来も多く、気候も穏やかで収穫量も多く、豊かな社会を作りやすかった。必ずしも強いリーダーを必要とせず、おたがいの情報を交換して、トラブルを避けて生きようとするヨコ社会、ムラ的社会を形成していた」と述べられています。

こうした違いが、強い結束力により厳しく統率された源氏《げんじ》武士団を作り出し、公家《くげ》化して貴族文化に興《きょう》じていた平氏《へいし》軍団を打ち破る歴史を生み出したのでしょう。

こうして、関西は母系社会となっていきました。家のなかを切り盛りする女性が力を持ち、別に夫はいなくてもいい、それよりご近所づきあいのほうが生活するうえでは大切、という考え方が生まれました。この風潮が現代に至って、「亭主元気で留守がいい」と断じる大阪のおばちゃんの底知《そこし》れない活力を生み出していると私は思っています。

女性はこのように仲間を大切にしてうまくやっていくことに長《た》けています。もともと、女性ホルモンには〝他人の顔色をうかがう〟力を生み出す作用があることが医学的にも示されています。

「ターナー症候群」という病気があります。遺伝子が乗っている染色体は、人間では46本23組あります。男女を決める染色体は性染色体と言い、男性ではXY、女性ではXXです。ターナー症候群の方は、X染色体がひとつしかありません。そのため、女性ホルモン不足となり、第二次性徴《せいちょう》が見られず、卵巣が発達せず、生理もなく不妊になります。現在、不妊治療での卵子提供が話題となっていますが、ターナー症候群の方は、この不妊治療の対象となります。

おもしろいことに、このターナー症候群の方は顔の表情、特におびえた表情と怒った表情が理解できないことが知られています。つまり、女性ホルモンは〝人の顔色をうかがう〟ことに、大きな作用を発揮するのです。

「顔色をうかがう能力」と「美しさを感じ取れる能力」は、きわめて近いものです。実際、ターナー症候群の方の脳では、美しさを感じる大脳辺縁系に属する前頭眼窩野《ぜんとうがんかや》の肥大が見られます。なぜ肥大するのか、その理由はわかっていませんが、その部分の機能が落ちているため、余計に働かなくてはいけないからかもしれません。

「私って美しい？」と自問し、周りの人の目をいつも気にしている女性のほうが、実は長生きするのではないでしょうか。女性のおしゃれの効用がこんなところに隠れているかもしれません。

私は、すこし弱ってきたご高齢の女性患者さんには、「家にこもってばかりいないで、なるべく化粧をして、外に出かけてください」と言うようにしています。

第7章

# 年齢別に変化する臓器

――臓器を鍛《きた》えるには〝時期〟がある

## 臓器を育《はぐく》むゴールデンタイム

「臓器の時間」が正しく進むためには、長い人生のなかで、弛《たゆ》むことなく臓器を〝育んで〟いく姿勢を持つことが大切です。漢字「育」の上の部分は、子どもが逆《さか》さまになっている形を表わしており、子宮から生まれてくる子どもを象徴しています。自分の臓器を自分の子どものように気遣《きづか》いましょう。

臓器のケアは、長丁場の人生のなかで、そのステージごとに取るべき方法が異なります。人生には、特別な意識を持って臓器をケアすべき時期＝ゴールデンタイムが、三つあります。

第一期――若くて元気な20代、壮年期には、臓器に大きく揺さぶりをかけ、臓器が怠《なま》けないようにするシゴキ型の臓器育成が適しています。文字通り、臓器をいじめて鍛え抜く、熱血青春ドラマ型教育を行なう時期です。

少々の無理は回復できる時期ですから、将来に備えて、思いきって強い臓器を作り上げるべきです。きつめの筋トレなどに挑戦するのに大変いい時期です。

第二期――次第に無理はできなくなっていく体にとって、単なるシゴキはかえって体を悪くすることになりかねません。臓器がびっくりしないように、同じペースで、ほどよい刺激をくりかえすことで、〝いい思い出〟を作り出すべき時期です。40代がこの時期です。

第三期――65歳、定年を迎える頃には、過去に健康のために鍛えた体を、大切に維持する時期が訪れます。昔の〝いい思い出〟を回想することで、脳のリラックスを促し、臓器の過緊張を解いて、臓器稼働の延長を図《はか》ります。映画の回想シーンを楽しむような、臓器とのつきあい方を行なう時期です。

第一～三期のいずれも、自分の臓器を自分の子どものように慈《いつく》しみ、その〝顔色をうかがいながら〟ケアする態度を持ってください。医学者ウイリアム・オスラー（一八四九～一九一九年）は、次のような言葉を遺《のこ》しています。

二十五歳まで学べ、四十歳まで研究せよ、六十歳までに全《まっと》うせよ。
世界の生気《せいき》あふれる有効な仕事は、二十五歳～四十歳の間でなされる。

――ウイリアム・オスラー

## 年齢別の「臓器ケア」

臓器ケアについて、さらに詳しく見ていきましょう。私は、孔子《こうし》の『論語《ろんご》』に出てくる年齢別の人生訓が、臓器ケアについてもあてはまることに気がつきました。

吾《われ》十有五にして学《がく》に志《こころざ》す。三十にして立つ。四十にして惑《まど》わず。五十にして天《てん》命《めい》を知る。六十にして耳順《みみした》がう。七十にして心の欲《ほっ》する所に従《したが》えども、矩《のり》を踰《こ》えず。

——孔子『論語・為政《いせい》』

### ①15歳——志学《しがく》

生きる基本となる生活態度が作られる時期です。食育、睡眠パターン、親の愛情を正しく受けるなど、将来の心と体の「基本骨格」が作り出されます。

まず、規則正しい適度な睡眠時間を確保することが大切です。最近の子どもは、睡眠時間が短くなっています。親が夜ふかしをすると、子どももついついそれに合わせてしまうことになります。

富山大学医学部の関根道和《せきねみちかず》教授は、「寝ぬ子は太る」という調査結果を出しています。

子どもたちは、寝る時間が遅くなると、寝不足になり、朝起きるのが遅くなる。すると、朝ご飯抜きやまともに食べないままに学校に行くようになります。さらに「欠食」だけでなく「孤食《こしょく》」の傾向にもなり、自分の好きなものをひとりで適当に時間をかけずに食べてしまいます。こうした偏った食生活が、将来のメタボにつながると関根教授は述べています。

私たちの体は、昼間は、食欲を増進させるグレリンというホルモンが胃から分泌されて、栄養分を取るように仕向けられています。そして、夜間は、脂肪細胞からレプチンがたくさん分泌され、食欲を抑制するようになり、就寝中に空腹を感じなくていいようになっています。ところが、睡眠時間が短くなると、夜間にレプチンの濃度が下がり、グレリンの濃度は高くなってしまい、食欲が亢進《こうしん》するので、肥満を助長します。

また、睡眠不足は血圧上昇にもつながります。睡眠時間が5時間未満だと、明らかに高血圧になりやすくなり、血圧の正常な方でも一晩寝ないと、血圧は約10㎜Hg上昇します。その原因は血圧を感じ取り、脳に知らせる血管の神経が変調を来すためと言われています。

実は、子どもの「学び」は、母親のお腹のなかにいる時からすでに始まっています。119ページでお話ししたように、母親の栄養状態を胎児の臓器は学んでいるのです（「臓器のプログラミング」と呼ばれます）。

自分の生下時体重を知ることも、将来を占ううえで大切です。もし、自分の生まれた時の体重が2500gに満たなかったら、食べることに他人より気をつけて、節制を意識してほしいと思います。成長時期の食環境は、エピジェネティクスを介して、全身の臓器に「記憶」される可能性があります。

幼少時期の親の愛情の「記憶」もきわめて大切です。自分が幼い時、どれほど親から愛情を持って育てられたか、私たちはすっかり忘れてしまっています。しかし、私たちの臓器はしっかり記憶しています。

世《よ》のお父さんお母さんは、「どうせ大人になって忘れるんだから、子どもにいい思いをさせてあげようとがんばる必要はない」と嘯《うそぶ》いてはいけません。「臓器の記憶」は侮《あなど》れません。

母親から十分な愛情を持って育ててもらえなかったラット（メス）は、自分が母親になった時、やはり自分の子に対して十分な愛情を注げないという実験結果が報告されています。これは、母親から十分に舐《な》めてもらえなかったラットの脳のなかで、女性ホルモンであるエストロゲンへの反応が悪くなるようなエピジェネティクスの変化が起こり、オキシトシンという愛情に必要なホルモンが十分分泌されなくなるからです。

自分が母親から愛情を持って育ててもらえたかどうかは、エピジェネティクスのしくみにより、しっかり脳に記憶されているのです。

### ②30歳――而立《じりつ》

強靭《きょうじん》な体ができあがる時期です。しっかりと「立てる」筋肉を鍛えるべきです。筋肉量の増加は、年老いてからは期待できません。維持するのがやっとです。若い時に作った筋肉は、年老いてからの大きな財産になるのです。

老いると動きが鈍《にぶ》くなり、転倒、骨折、寝たきり、そして認知症や肺炎の併発から死に至るケースがどんどん増えていきます。こうした病態は、運動機能に関わる病気ということで、「ロコモティブシンドローム（locomotive syndrome　運動器症候群）」と呼ばれ、注目されています。

ロコモティブシンドローム、通称ロコモは、二〇〇七年に「運動器の障害」により「要介護になる」リスクの高い状態として定義されました。人間の生活は運動器によって文字通り〝支えられている〟ので、この基本を大切にしてほしいというメッセージが込められています。

ロコモは、骨粗《こつそ》鬆症《しょうしょう》や変形性膝関節症《へんけいせいしつかんせつしょう》など、骨や関節そのものの病気と、加齢に伴う筋力、持久力、瞬発力などの低下（まさにミトコンドリア力の低下）によって引き起こされます。メタボリックシンドロームによってミトコンドリアの機能が低下すると、ロコモティブシンドロームを引き起こします。

この時期は、まだまだ筋肉量を増加させることが可能です。「ちょいキツ運動」をして、筋肉をやや酸素不足にすることが筋肉のミトコンドリア機能を上昇させます。

慶應義塾大学病院では、まだまだ元気な糖尿病の患者さんを対象に、「ちょいキツ運動」のプログラムを開発中です。

そのひとつとして、自転車漕《こ》ぎのランニングマシーンを使い、その人の最大酸素消費量の90％以上に相当する強い運動を1分間行ない、次の1分間休息を取り、これを8～12回繰り返す効果を検討しました。週2回16週間、計32回行なったところ、持久力は20％程度アップして、筋肉量も増加しました。

実は、運動は腸を鍛えることにもつながります。最近、動物実験でマウスを90分間ランニングさせると、インターロイキン6というストレスを感じた時に分泌される物質が筋肉からたくさん放出されることが示されました。

筋肉から出たインターロイキン6は、腸に働きかけ、インクレチンという、インスリンの分泌を促すホルモンをたくさん出させます。インクレチンの働きを強める薬が、「糖尿病の新薬」として糖尿病の治療を一変させたということは先述しました。

「ちょいキツ運動」は、老化しやすい腸の機能を維持し、糖尿病やメタボになりにくくなる効用があるのです。

男子は30歳頃よりどんどん肥満傾向となり、放置しておくと、中年男性の3割以上が肥満になります。この時期は、まさに腸も鍛えるべき時期です。腸も筋肉からできています。腸がメリハリの利いた〝運動〟ができるように、規則的で、過度にならない食行動を目指すようにしたいものです。

腸は、神経を介して脳とつながっていることも先述しました。腸を鍛えることは後年、脳の働きを保つためにも非常に重要であると私は考えています。

35〜40歳は、まだまだ元気の盛りです。ついつい自分の体のケアを等閑《なおざり》にしますが、この時期こそ「先行投資」「先物買い」の時期です。自分の将来を予想して、余裕のあるうちに他の人に先んじて、いい習慣を手に入れる、いいメモリーを蓄えるように勤《いそ》しんでほしいと思います。これをできる人だけが将来、健康を手に入れられるのです。

## ③40歳——不惑《ふわく》

この年齢が、生活習慣病への道がはっきりと分かれてくる時期です。「迷っている」場合ではありません。しかし、まだギリギリ間に合う時期です。

体の「精気《せいき》」は腎臓に宿るとされています。腎に宿る精気が衰え出すのがこの時期です。東洋医学でも「腎虚《じんきょ》」という病態として注目しています。腎臓はペースメーカー臓器として、他の臓器の時間を決定してしまいます。

この年齢に、人間ドックで血圧が高くなってくることに気がつく方が多いのではないでしょうか。交感神経の過剰な興奮、腎機能の低下が明らかになり、将来の健康状態に大きな影響を及ぼす「悪い記憶」が作られる時期です。悪いメモリーの蓄積は、消去不能となり、やがて挽回《ばんかい》不可能となります。

この時期こそ、「時空医療」開始のゴールデンタイムとなります。交感神経の興奮を鎮《しず》め、臓器がホーム感覚を持つようにすることが大切です。そのためには、どうすればいいでしょうか?

子どもの頃に自転車に乗る練習をしたことを思い出してください。誰でも「二輪車に乗ることなんてできない」とはじめは思い、途方にくれました。しかし、とにかく何度も何度も倒れて、手足に擦《す》り傷《きず》を作りながら繰り返していると、ある時、急に「乗れるようになります」。まさに開眼する、という感じです。そして、いったん乗れるようになると、もう何も考えずに、すいすい乗れて、乗り方を忘れることもありません。

こうした体が覚えている記憶は、「手続き記憶」と呼ばれています。手続き記憶は、「記憶」の中枢である海馬ではなく、「基底核《きていかく》」と呼ばれる部位や小脳で記憶されます。58ページでお話ししましたが、筋肉が感じた筋肉の動きの情報を元に、脳が記憶します。

基底核は、筋肉のおおざっぱな動きを記憶し、小脳は筋肉の動きを細かく調整し、スムーズに動くために情報を記憶します。手続き記憶は、脳に障害が起こっても、脳のなかに強く残ります。

手続き記憶となるように、いい生活習慣を身につけたいものです。まさに「体で覚える」ようにするのです。自転車の練習のように、繰り返し繰り返し行なうことで、いい生活習慣があたりまえと思えるようになれば、臓器はホーム感覚で過ごせます。まさに、臓器は不惑となります。

## ④50歳——知命《ちめい》

それまでの生活態度を、実際の臓器の障害として、本人が自覚する時期です。それまで、自分は元気だと思っていたのに、突然病気が訪れます。心筋梗塞、がんが前触れもなく起こってきます。その時になってはじめて、自分の命のこれからの長さ（余命）を、はっきりと実感する、まさに「知る」時期となります。

がん検診のキャンペーンでは「胃がん、大腸がん、肺がん、乳がんの検診は、40歳になったら始めましょう」とアナウンスしています。それは、50代になると、実際にがんになる方が急増するからです。〝いきなり〟自分の病気に出合うことがないようにしたいものです。

われわれ日本人の男性はふたりにひとり、女性は3人にひとりが陥《おちい》るがんに対する最大の対策は、元気なうちから、人間ドックを受けることに尽きます。がん検診は、自動車の車検のようなものです。異常がないと思っている時に、車に乗ることをすこしやめて、お金をかけて定期的に点検することが大切です。

それでは、がん検診のタイミングは、いつがいいのでしょうか？　車検は一定期間ごとに受けなくてはなりません。自家用車ならば、新車購入時は3年、その後は2年に一度、有効期限が切れる前に車検を受け、車検証を交付してもらいます。

血液検査で、いわゆる「腫瘍《しゅよう》マーカー」と呼ばれる項目をチェックすればわかるがんがあります。具体的には、前立腺がん、大腸がん、肺がん、膵臓がん、子宮がんなどです。

前立腺がんは、欧米人に発症率の高いがんで、男性死亡者の約20％とトップを占めます。日本では、まだ死亡原因の2・5％程度ですが、肥満、メタボの増加で、年々増えているがんです。

前立腺がんにおけるPSAと呼ばれる腫瘍マーカーは、大変信頼性の高い検査項目です。この値が5 pg／mℓを越えている方は、ぜひ精密検査を受けてください。この検査を人間ドックで受けることは、早期発見につながります。男性には、大変おすすめの定期検査項目です。

大腸がん、膵臓がん、肺がん、子宮がんなどに対する腫瘍マーカーもあります。しかし、そうした検査で異常を示さないがんもあり、またそうした数値が異常であった場合は、往々にして、もう手遅れであるケースがあります。ですから、そうした検査項目は、ぜひとも受けるべき検査というわけではないと思います。

消化器系のがんの発見には、やはりカメラ、エコー（超音波）、CT、MRIなどの画像検査が必要になります。肺がんには、CT検査が早期発見に適しています。しかし、こうした検査は高価で、またCTなどは被曝《ひばく》の問題もあります。やはり、ここでも「臓器の時間」というものを考えて、検査を受けることをおすすめします。

大腸がんは、進行が比較的遅めです。一度大腸カメラをして異常がなかった場合は、次回の検査は3年後でも問題がないことが多いです。いっぽう、胃がんは、進行の速いものもあり、できれば毎年の検査が望まれます。

## ⑤60歳──耳順《じじゅん》

認知能力の低下が目立ち始める時期です。すこしでもボケないようにするには、イマジネーションを育てることが大切です。では、イマジネーション力はどうすれば育てられるのでしょうか?

見る力、聞く力、話す力のすべてを奪われたヘレン・ケラーが「もし、どれかひとつの力を今から手に入れることができるなら、どの力が欲しいですか?」と尋《たず》ねられた時、彼女が望んだ能力は「聞く力」でした。

生き生きと生きられるかどうかは、他の人との意思の疎通にかかっています。そして、コミュニケーションで一番大切な能力は、実は人の話をよく聞くことです。植物は光や重力を感じることができますし、臭《にお》いもわかります。彼らが唯一持っていない感覚は、「聞く」力です。植物は、脳を持っていません。聞くためには脳が必要であり、聞くことは脳を活性化してくれます。

私は、すこしボケてこられたかなと思われる患者さんには、次のようによく言っています。「テレビはいけませんよ。ラジオのほうがいい。それから、新聞など、なんでもいいから文字を見る機会を作ってください」

画像と文字では大違いです。テレビでは、できあがった絵をその場その場で、瞬間的に受け入れざるを得ません。思考する余裕がありません。しかし、文字はその意味するところを考え、頭のなかで再構成して、自分なりの画像に変換する必要があります。

耳から入ってくる情報は、音を言葉に変換するという作業が加わります。さらに、そのリズムから、話している人の感情まで推《お》し量《はか》ることができます。耳から入る情報量は、目から入ってくる情報に比べてはるかに複雑です。それらを処理するには、脳がおおいに活動する必要があります。

私は、患者さんに「情景を作る」という脳の仕事を促す行動をおすすめしています。最近、電車のなかで、周囲にまったく眼中になく、夢中でゲームに興じる若者たちをたくさん見かけます。彼らの将来が心配です。

「聖《ひじり》」という漢字は、大きな耳の人が、神に捧《ささ》げる杯《さかずき》を持っていることを表わしています。古来、聖人君子《せいじんくんし》は、他人の言うことをちゃんと聞き取れる人と考えられていました。

聡明の「聡《さとい》」という漢字は、耳へんに、窓と心が組み合わされています。心の窓を大きく開いて、人の言うことに耳を傾《かたむ》けることを示しています。

「聑《チヨウ》」は、今ではもう使われなくなった中国の漢字です。「耳」がふたつ重なっていることを示す文字で、「平穏無事」を表わすそうです。これは本来、戦争の際、その戦績を推測するのに、殺した相手の耳を削《そ》ぐ風習があり、ふたつの耳があるというのは、命があることを意味するというのが一般的な説明ですが、すこし寒い話です。

私は、生活するふたりが、おたがいの話をちゃんと聞こうとする耳を持っていれば、幸せな生活を手に入れることができるというように解釈しています。そうしているうちに、もうひとつ、生まれてきた子どもの耳も加わり、「聶《ささやく》」という漢字になります。どんなに小さな声でも、阿吽《あうん》の呼吸でわかりあえるような家庭を築けるようになります。

## ⑥70歳――従心《じゅうしん》

臓器の老化が進むなか、機能低下した臓器が突然、機能停止しないようにすべき時期です。臓器が機嫌よく、すこしでも長く働くよう使っていく生活をすることをおすすめします。そのためには、臓器の統合役である「脳のリラックス」が大切です。

私は、定年制によって、まだまだ元気で有能な人たちが「高齢者」のレッテルを貼られ、職を失い、〝ぶらぶら〟しないといけない状況を憂《うれ》えます。少子高齢化のきわみを迎えた世界一長寿の国・日本が抱える最大の問題です。低賃金でもいいから、責任のある職に、もっと長く勤勉な方たちが留《とど》まって、がんばってほしいと思います。

しかし、たくさんの患者さんを見ていると、もちろん個人差は大きいですが、70歳を越えると、すこし脳が衰えてくる方が多いのも事実です。こうした人たちは現場の第一線は退き、肩の荷を下ろしてほしい、自分の興味のあることに目を向ける生活をすればいい、と思います。それが、脳のリラックスにつながります。

すこしでも「臓器の時間」を延ばすには、第6章でお話ししましたが、自分にとって「美しい」と思えるものを探し求めることがいい方法です。自分が〝気持ちいい〟

と思えることに、心を動かす自然な姿勢を持つことです。まさに〝童心に返る〟時期です。これまでの長い人生経験のなかから、自分が楽しかった、うれしかったと思える思い出をピックアップして、心のなかにいい出来事の写真で綴《つづ》られたマイアルバムを持つようにしてください。アルバムを開けるたびに、脳はリラックスするでしょう。

私たちが、日々の生活のなかで得た情報を「書き込むこと」ことで、それぞれの臓器に「記憶」が残ります。「記憶すること」は、まさに生きることそのものです。しかし、「記憶」の書き込み過ぎは「臓器の時間」を進めてしまいます。

培養《ばいよう》細胞を使った最新の実験では、若い細胞に刺激を与えると、複雑な遺伝子のエピジェネティクス変化が起こりますが、年老いた細胞を解析すると、何も刺激を与えていない段階で、すでに若い細胞に刺激を与えた時に起こったエピジェネティクス変化がすでに認められていました。

まさに、老いるとはエピジェネティクス変化による記憶が蓄積されていくこと、とも言えます。

最近は、長生きをする人が増えて、認知症が大きな問題となっています。ひょっとすると、これは、脳がそれまでの長い人生のなかで行なってきた「情報の書き込み過ぎ」を感じ取って、いったん〝ご破算《はさん》〟にする、あるいは、コンピューターのようにフリーズしてしまった状態なのではないでしょうか。

私の臨床経験からは、認知症になられると、周囲の方々は、本当に大変なことになってしまいますが、ご本人は、往々にして幸せそうな顔をして、けっこう長生きされています。

数多くの著作を持つ、僧侶の小池龍之介《こいけりゅうのすけ》氏は、「平常心」を持つことこそが、心と体の健康を保つことにつながると、『平常心のレッスン』（朝日新書）のなかで述べています。「平常心」は、日頃の生活のなかで、なるべく業《ごう》（欲望）を軽くして、執着心を捨てることで、はじめて得られると述べています。余計な記憶はなるべく残さないほうがいいのかもしれません。

多くの忘却なくしては人生は暮らしていけない。

――オノレ・ド・バルザック『断片《だんぺん》』

## 若い時の「姿勢」、老年の「呼吸」

臓器を鍛えて、正しく「臓器の時間」を進めるには、「武士道」もおおいに役立ちます。武士道で尊《とうと》ばれる鍛錬法――それは、「姿勢」と「呼吸」です。

○若い時に身につけるべき正しい「姿勢」
○年老いてからでもできる正しい「呼吸」

どちらも、「臓器の時間」にとって大切です。ミトコンドリアの機能が落ちてくると、筋力が低下して、正しい「姿勢」が保てなくなります。自分の体重をいかに正しく、体の各部位で支えるかは重要なことです。

それには、日々の生活の基本姿勢が大きく影響します。バランスの悪い姿勢になると、余計な負荷がかかる部分を作り、体のさまざまな臓器の不調を生み出します。

片方の膝《ひざ》が悪くなると、反対の膝に体重がかかり、そちらの膝も悪くなるのはよく経験されることです。若い頃から、意識して正しい姿勢を取る癖《くせ》をつけたいものです。中国の「気功《きこう》」が、姿勢を正すことで健康を維持しようとしているのは、正しいやり方です。

筋力が落ちてくると、姿勢が悪くなると共に、歩く速さも落ちてきます。肥満が気になってくる40代後半からは、自分の歩くスピードを、意識して速めることをおすすめします。足を、意識して高めに上げて歩きましょう。

「深呼吸」は誰でも、いくつになっても、どこでもできる神経の高ぶりをあっというまに抑える方法です。臓器のアウェー感覚を作る交感神経を鎮め、ホーム感覚を作る副交感神経の働きを高めることに効果があります。

タバコを吸っている方は、肺がんだけではなく、「慢性閉塞性肺疾患《まんせいへいそくせいはいしっかん》」にもなります。現在、その患者数はどんどん増えており、冬になると咳《せき》が止まらない、すこし歩いただけで息切れするなどの症状が出て、肺炎にかかりやすく、死に直結する怖い病態です。

慢性閉塞性肺疾患になると、深呼吸がうまくできなくなります。日々の生活で、リラックスすることがまったくなくなるのです。やはり、タバコは百害あって一利なしです。

いびきがひどい、寝ている間に呼吸をしていない時があるような人は、「睡眠時無呼吸症候群」という病気が疑われます。この病気は、深い睡眠が妨《さまた》げられて、深呼吸と逆の状態を作り出します。寝ている間だけでなく一日中、交感神経の働きが高まり、眠気、注意力低下、さらに高血圧も起こります。

肥満の人に多く見られますが、顎の小さい人でも起こる病気です。肥満の多い外国での統計では、高血圧の方の3割に、この病気が見られるという報告もあります。

まさに、「呼吸」は生きていくための基本なのです。慶應義塾大学病院では、呼吸リハビリとして、次のような指導をしています。

①1、2、3、4、5と、ゆっくり心のなかで数えながら、息を深く吸い込む。

②1、2、3、4、5、6、7、8、9、10と数えて、息を吐き出す。

※息を吸う時間と吐く時間は1対2にする。もし、吐く時に息が続かないような人では、口をすぼめてすこしずつ吐くようにする。

私には、どんな困難な状況に立たされても慌《あわ》てふためくことなく、すっと背筋を伸ばし、静かに息をする武士の凛《りん》とした姿に、明日の健康長寿国・日本が見えます。

平静さとは、静止の状態における勇気である。――まことに勇気ある人は、常に落ち着いていて、けっして驚かされたりせず、何事によっても心の平静さをかき乱されることはない。

――『武士道』（新渡戸稲造《にとべいなぞう》著、奈良本辰也《ならもとたつや》訳）

## 最強の臓器とは何か？

現在、国際政治の世界で、「ロバストネス（robustness）」という言葉が注目を浴びています。弱体化した日本を立て直そうと、アベノミクスに過度なまでの期待が寄せられています。しかし、強い日本と言う時に、単なる「力《パワー》」ではなく「ロバストネス」を持つことが大切だと言われています。

ロバストネスには適当な日本語訳がないのですが、私は「靭《じん》」という漢字がしっくりくると思っています。「強靭さ」です。鉱物の性質を表わす時、1～10で表わす

「靭性《じんせい》」という概念があります。

もっとも硬《かた》い鉱石は、〝永遠の輝き〟ダイヤモンドです。鉱物の硬さを示す基準に、1～10で表わす「硬度《こうど》」がありますが、ダイヤモンドは硬度10です。つまり、ダイヤモンドはどんなものにぶつかっても傷つけられることはありません。しかし、悲しいことに、どんなものも傷つけてしまいます。

いっぽう、ヒスイ（翡翠）という鉱石があります。中国では、不老不死の石として、昔は金以上に珍重されていました。宝石言葉は「長寿、健康、徳《とく》」です。中国では、ヒスイの「緑」が健康を意味します。ヒスイの硬度は6・5で、ダイヤモンドにはとうてい敵《かな》いません。しかし、ヒスイは、どんなに硬いものにぶつかっても「欠けること、割れること」がありません。

靭性とは、この欠けにくさを表わす単位です。われわれの歯の表面を覆《おお》うエナメル質も、高い靭性を持っています。ヒスイの靭性は8で、ダイヤモンドの7・5を上回ります。ヒスイの内部は、針状の小さな結晶が複雑に絡み合っており、すべての鉱物のなかで、もっとも割れにくいのです。

ダイヤモンドは最高の硬度を持っていますが、ある特定の角度から衝撃を与えると、簡単に割れてしまいます。ところが、ヒスイには衝撃に弱い方向というものが存在しません。ヒスイをダイヤモンドにぶつけると、ダイヤモンドのほうが欠けてしまうのです。

ダイヤモンドの輝きだけでなく、ヒスイの強い靭性が強く生きるうえで大切です。ロバストネスを持った臓器こそ、最強の臓器なのです。

# エピローグ――「臓器の死」と「人間の死」

ここまで、生き生きと働く臓器の姿を追い求め、「臓器の時間」を速く進めないためにはどうすべきか、という視点で話を進めてきました。

しかし、いずれ臓器の砂時計も砂が尽き、終焉《しゅうえん》を迎えます。いわゆる「臓器の死」です。それでは、「臓器の死」は、そのまま「人間の死」に直結するのでしょうか？

最後に、私が敬愛する先輩荻原通《おぎわらとおる》先生から教えていただいた「時間」の話をすることで、この本の「終わり」としたいと思います。

荻原先生は、私が担当する慶應義塾大学医学部腎臓内分泌代謝内科学教室のご出身であり、臨床の現場で、常に先頭に立たれるすばらしい医師でした。

私が京都大学から赴任《ふにん》した際、いち早く言葉をかけていただいたのが荻原先生です。先生からは、生命の起源、生と死の意味など進化生物学を教わりました。「性」が生まれたことで「死」が生まれたという、先生の説にはワクワクし、あっというまに先生の魅力の虜《とりこ》になりました。

二〇一〇年五月、先生から、突然、「病気」のことをメールで知らされました。進行した前立腺がんでした。そのメールには、

「患者の心が本当にわかるとは、こういうことだったのか……今さらながら、そういう思いをさせられました」とあり、在原業平《ありわらのなりひら》の歌

「終《つい》に行く　道とは　かねて聞きしかど　昨日今日とは　思はざりしを」が添《そ》えられていました。

その後、お元気になり、「人間とは何か？」という原稿――仲間が亡くなった時に埋葬をするのは人間だけであり、そこに人間の本質がある――をまとめられていました。私は拝見し、「弔《とむら》う人間」というタイトルがいいのではないでしょうか、とお話ししました。

二〇一一年二月には、

「生きていく……生きている……希望があります」

「たなごころをぬけていく名残砂（砂時計の砂が、たなごころから落ちていく）」と、過ぎゆく時間を惜《お》しんでおられたようでした。三月には、

「正月のころは、とても桜は見られないだろうと思っておりましたが、このところの暖かさが本当にうれしく思われます」

「さまざまの　こと思ひ出す　桜かな（松尾芭蕉《まつおばしょう》）」

と書いておられました。

二〇一一年七月、私は、先生が入院している緩和ケア病棟にお見舞いに行きました。すると、先生は、

「今まで多くの患者さんを診《み》てきた。しかし、自分の病気のことは気がつかなかった」と絞り出すように言われました。そして、ぽつりと、

「最大の誤診でした」と言われました。

私は絶句しました。あまり長居してはいけないと思い、部屋を退出しようとした時、先生のほうから、握手を求めてこられました。その時の手のぬくもりは、今も覚えています。

先生は、メールで、

「アフリカのある部族では『人は二度死ぬ』と言う。一度目は、普通の死を指すが、

亡くなった人を知っている人たちがその人を思い出す間は、その人は本当に死んではいない。そして、その人を思い出す人がみな死んでしまった時、その人は完全に死んだことになる」と書いておられました。

やはり「記憶」は「生《せい》」に寄り添うものなのです。先生の説「新しい生は、死を伴って実現する」から考えれば、先生の「死」は、どこかで新しい「生」を生み出しているはずです。そこに先生の姿を見ることができる、と私は信じています。

萩原先生は、今も私の心のなかで生き続けておられます。

付

# 健康診断でわかる「臓器の時間」

## 医師が教える、検査結果の見方

健康診断の検査結果には、さまざまな項目が同じような顔をして並んでいます。検査結果で、「正常値から外れています」「異常値です」と指摘されていても、実は、その意味合いは項目ごとにまったく異なります。

各項目が持つ、それぞれの意味をきちんと理解できれば、自分の「臓器の時間」の進み方を知ることができます。そこで、〝番外〟として、健康診断の検査結果の解釈と対策を伝授したいと思います。

## まず、〝血のつながった情報〟を知る

まず、知っておいてほしいのは血縁者の情報です。これは、あなたの健康を考えるうえで大変、参考になります。

血縁者（両親、祖父母、親戚を指し、夫婦はもちろん違います）に、糖尿病の方がおられる場合は、要注意です。なぜなら、あなたが糖尿病やその予備群になる可能性はとても高いからです。すこし太るだけで、すぐに糖尿病になるかもしれません。逆に

言えば、少々肥満していても、血縁者に糖尿病の方が全然いなければ、なかなか糖尿病にはなりません。

高血圧は現在、患者数は4000万人（日本国内）と言われています。ですから、血縁者に高血圧の方がおられても、あなたの血圧が高くなるとは言い切れません。

いっぽう、血縁者にがんで亡くなられた方が多い場合、その事実は心に留《と》めておいてください。

検査項目のなかで注目してほしいのは、**LDLコレステロール（LDL－C）**と**尿《にょう》酸《さん》**です。これらの数値には、遺伝が影響します。

たとえば、ご両親がLDLコレステロール値が高い、尿酸が高い、若くして心筋梗塞や脳梗塞になられたり（LDLコレステロールは動脈硬化を起こす大きな原因です）、痛風《つうふう》（血中の尿酸値が高くなって起こります）だった場合、あなたのコレステロールや尿酸の値は、かなりの確率で高くなります。

**○LDLコレステロール（LDL－C）**――LDL（低比重《ていひじゅう》リポタンパク）に含まれ

るコレステロールのこと。動脈硬化を進めるため、「悪玉コレステロール」と呼ばれる。

㊍60～140mg／dℓ

※㊍＝基準値。この範囲内であれば、健常（以下同じ）

○**尿酸**――細胞内の核酸に含まれるプリン体が分解され、できる最終産物のこと。高くなると痛風が起こる。腎臓が悪くなっても上昇する。

㊍（男性）3・0～8・3mg／dℓ

（女性）2・5～6・3mg／dℓ

**次に、〝自分の身のほど〟を知る**

「私は太っていて、健康に良くないんです」と他人には謙遜《けんそん》していても、内心それほど気にしていない方が多いようです。

自分が太っているか、やせているのか。それが、どれほど深刻なのかをきちんと理解しましょう。自分にとっての標準体重が何kgで、実際の体重はそこからどれくらい離れているかをきちんと把握することが大切です。

これは、検査結果の**BMI（体格指数）**からわかります。もし、記載されていなければ、自分で計算しましょう。計算式に自分の身長と体重を入れるだけです。

BMIが25を越えれば、肥満と診断されます。27を越えれば、かなりの肥満で健康障害を来すようになります。なんらかのアクションを起こさなければならない深刻な状況です。

25〜27あたりの、いわゆる〝小太り〟状態では、お腹がつまめるかつまめないかが大切な指標です。実は二段腹、三段腹はやや安心です。これは皮下脂肪が多いタイプで、内臓脂肪が溜まっているタイプより、リスクは低めです。怖いのは、腹囲が大きいのにお腹をつまめない、たっぷり内臓脂肪が溜まっている方です。これは、中年男性に多いです。

標準体重とは、BMIが22の時の体重です。これが減量の目標値になります。普通の生活を続けながら、努力すれば数カ月で、現在の体重の5％程度であれば、落とすことは十分可能です。この減量ペースが普通なので、焦らずに、すこしずつでも努力していきましょう。

いっぽう、やせていれば安心かというと、実は、やせすぎ（低体重）も良い状態とは言えません。いわゆる抵抗力が弱まり、死亡率が高くなるという統計結果もあります。また、がんも起こりやすくなります。特に、ＢＭＩが18・5以下の人は事態を深刻にとらえましょう。

**○ＢＭＩ（体格指数）**——身長と体重の数値から、肥満の程度を計算したもの。

ＢＭＩ＝体重［kg］÷（身長［m］×身長［m］）

標準体重＝身長［m］×身長［m］×22

| BMI | 判定 |
| --- | --- |
| 〜18・5未満 | 低体重 |
| 18・5以上〜25未満 | 普通体重 |
| 25以上〜30未満 | 肥満（1度） |
| 30以上〜35未満 | 肥満（2度） |
| 35以上〜40未満 | 肥満（3度）＝高度肥満 |
| 40以上〜 | 肥満（4度）＝高度肥満 |

## 「努力して改善する数値」と「なかなか変わらない数値」を区別する

健康診断を受ける前に、良い結果を出すために〝準備〟をする方がいます。健康診断を節制のきっかけにすることは悪くありません。しかし、そのような方に限って、異常値がたくさん並んだ結果が返ってきても、「今回は不節制したから、数字が悪かった」と言い訳をされます。

検査項目には、採血した時のコンディションで変化する検査値と変化しない数値があります。〝準備〟が活きる数値と活きない数値があるのです。

遺伝の要素が多いと述べたLDLコレステロールは、食事や肥満の影響をそれほど受けません。健康診断で、LDLコレステロールが高かった方は、その後いつ健康診断を受けても値はほぼ同じで、高いままです。

患者さんに「LDLコレステロールの値が高いですよ」と言うと、「やせるように明日から努力します」「脂《あぶら》っこいものを控えます」「運動します」などと返ってきます。しかし、LDLコレステロールは、そういった努力では「なかなか変わらない数値」なのです。

メタボリックシンドロームの診断基準には**血圧**、**中性脂肪**、**HDLコレステロール(HDL-C)**、**血糖《けっとう》**が挙げられています。これらの数値は、肥満を解消すると正常値になります。「努力すれば改善する数値」なのです。

LDLコレステロールが高いこととHDLコレステロールが低いことは、共に将来、動脈硬化を起こし、脳卒中・心筋梗塞になる可能性が高いことを如実に知らせる数値です。

私は、タバコを吸っているメタボの患者さんのHDLコレステロールが30㎎／dℓ以下の時、身震《みぶる》いします。そして、「このままほおっておくと、絶対に心筋梗塞になりますよ！」ときつく言います。

LDLコレステロールとHDLコレステロール、どちらも大切な数値ですが、その異常値に対する気構えはまったく異なります。

LDLコレステロールが高い方は、四《し》の五《ご》の言わず、コレステロールの薬を飲まれることをすすめます。今は副作用が大変少なく、見事にLDLコレステロールを下げてくれる良い薬が開発されています。

HDLコレステロールの値は、減量に成功すれば上昇し、中性脂肪の値は下がります。「ダイエットする」「脂っこいものを減らす」「運動をする」ことが有効なのです。

尿酸値も、肥満によって上昇し、肥満解消で下がります。またお酒、特にビールを飲み過ぎても高くなります。しかし、治療を要するほど尿酸値が上昇するのは、生まれつき尿酸が高くなる体質を受け継いでいる方です。こうした方は食事などの自助努力だけではなく、きちんと専門医の診断・治療を受けましょう。

B型・C型ウイルス性肝炎の患者さんが減少している現在、肝臓が悪くなる原因はアルコール、薬剤に対するアレルギーを除けば、肥満に伴う脂肪肝、その重症型の非アルコール性脂肪性肝炎などです。こうした病気による肝機能異常――AST(GOT)、ALT(GPT)、γ《ガンマ》-GTP(γ-GT)の上昇など――も、肥満が解消されれば見事に改善します。

このように「努力して改善する値」は、「その瞬間の体のコンディション」を示しています。健康診断は期間を空《あ》けたり、サボったりせずに、定期的に行ない、過去のデータと比べることが大切です。そうすることで「臓器の時間」の進み方がわかるのです。

**○血圧**――心臓の拍動で生じる血管壁への圧力のこと。高血圧を発見する。

| 分類 | 収縮期血圧 | | 拡張期血圧 |
|---|---|---|---|
| 正常血圧 | 130mmHg未満 | かつ | 85mmHg未満 |
| 正常高値血圧 | 130〜139mmHg | または | 85〜89mmHg |
| 高血圧 | 140mmHg以上 | または | 90mmHg以上 |

○**中性脂肪**——血液中のいわゆる脂肪濃度のこと。脂肪分や糖分など、カロリーの取り過ぎで増える。食後に上昇する。

㊮35〜150mg／dℓ

○**HDLコレステロール（HDL－C）**——HDL（高《こう》比《ひ》重《じゅう》リポタンパク）に含まれるコレステロールのこと。動脈硬化の予防に役立つため、「善玉コレステロール」と呼ばれる。運動不足、過食、肥満で低下し、女性ホルモンやアルコール摂取で増加する。

㊎40～80㎎／dℓ

○**血糖**――血液中のブドウ糖濃度のこと。糖尿病の診断のひとつとなる。肥満、メタボリックシンドロームでは、空腹時血糖が正常でも、食後に上昇する。

㊎（空腹時血糖）110㎎／dℓ未満

（随時血糖）200㎎／dℓ未満

○**AST（GOT）**――肝臓、心臓、筋肉の細胞内にある酵素のこと。この数値が高ければ、肝炎や心筋梗塞などが疑われる。

㊎10～40IU／L

○**ALT（GPT）**――主に肝臓の細胞内にある酵素のこと。上昇している場合は、明らかに肝臓の細胞が壊れていることを示す。

㊎5～40IU／L

**○γ－GTP（γ－GT）**――主に肝臓（他には腎臓、膵臓）の細胞内にある酵素のこと。アルコール性肝炎や薬剤性肝炎などで上昇しやすい。軽症の脂肪肝ではAST、ALTは上昇せずに、γ－GTPだけが高くなる。

㊀基（男性）５～80IU／L

（女性）５～70IU／L

## 「臓器の疲れ」を知る・①心臓

それでは、それまでの人生で、どれだけ臓器がすでに障害されているのか、「臓器の疲れ」の蓄積を示してくれる検査はなんでしょうか？

健康な方の血糖は、どんなものを食べても常に、１４０mg／dℓ以下に抑えられるように、膵臓から絶妙のタイミングでインスリンが分泌されています。血糖が２００mg／dℓ以上あれば、糖尿病と診断されます。しかし、血糖の検査値だけでは、いつからどれぐらい高い血糖が続いていたかがわかりません。

健康診断には、**HbA1c**《ヘモグロビンエーワンシー》という検査項目があります。これは約１カ月間の血糖の平均値を示しています。検査のために前日だけ食事を減らして、血糖を下げようとしても、ＨｂＡ１ｃは下がってくれません。

ただし、血糖値が高いのに、ＨｂＡ１ｃの値がそれほど高くない人がいます。実はこれも要注意です。ＨｂＡ１ｃは血糖の平均値ですから、その値が悪くないのに、血糖が高いということは、血糖の変動が大きいということです。

最近では、血糖変動や血糖が下がり過ぎること（低血糖）が、体にとても悪いことがわかってきました。認知症も進めますし、突然死の原因にもなります。ですから、血糖とＨｂＡ１ｃはセットで見てほしいと思います。

同じように、血圧は、高いほうの血圧が１４０㎜Hg以上、あるいは、低いほうの血圧が90㎜Hg以上の時、高血圧と診断されますが、どれぐらい高い血圧が続いていたかを示す検査項目として、**BNP（脳性《のうせい》ナトリウム利尿《りにょう》ペプチド）**があります。（普通の健康診断には入っていません）。これは、高血圧のためにどれほど心臓が疲れているかを示してくれる数値です。

ＢＮＰは、心臓から分泌されるホルモンで、血管を広げて血圧を下げ、また腎臓に働いて、尿量を増やして水分やナトリウム（塩分）を排泄します。通常、BNPは10pg／mℓ程度ですが、心臓が血液を送り出すポンプとしての機能が悪くなり、心不全を起こすと何百、時に何千という値まで上昇します。ですから、われわれ医師は、BNPの値を心不全の診断に使います。

高血圧になると、心臓に圧力が加わり、心臓の筋肉が肥大してきます（心肥大《しんひだい》）。そうすると、心不全でなくても、BNPは、何十という値まで上昇します。心肥大が起こると、心電図の異常が起こりますが、その変化より早く、BNPの値は上昇し始めます。より鋭敏な検査ということになります。

BNPがやや高いということは、かなり高い血圧が長く続いていて、心臓にすでに負担がかかっていることを物語っています。高血圧の方は、一度BNPを測定して、どれほど心臓にダメージが来ているのかを知ることをおすすめします。

**○HbA1c**——血液の赤血球中のヘモグロビンとブドウ糖が結合したもの。血糖の1～2カ月の平均的な状態を示す。糖尿病などを診断できる。

㊎6・5%未満　※NGSP値（国際標準値）

| 糖尿病治療における血糖コントロール目標 | |
|---|---|
| 血糖正常化を目指す際の目標 | 6・0%未満 |
| 合併症予防のための目標 | 7・0%未満 |
| 治療強化が困難な際の目標 | 8・0%未満 |

**○BNP（脳性ナトリウム利尿ペプチド）**――心臓の心室《しんしつ》から分泌されるホルモンのこと。血液中の濃度により、心不全、心肥大など心臓病の早期発見ができる。

㊎18・4pg／mℓ以下

| 基準値を超えた場合の判断 | |
|---|---|
| 18・5～39pg／mℓ | 要経過観察、軽度の心臓病の疑い |
| 40～99pg／mℓ | 要精密検査、心臓病の疑い |
| 100pg／mℓ以上 | 要精密検査・治療、心不全の疑い |

## 「臓器の疲れ」を知る・②腎臓

腎臓がどれほど疲れているかを知る検査項目としては、尿タンパクがあります。尿は、腎臓の「糸球体《しきゅうたい》」と呼ばれる毛細血管の塊《かたまり》でできた「篩《ふるい》」で血液が濾過《ろか》されてできます。

尿にタンパクが出ているということは、この篩が壊れているということで、腎臓が悪いことを示します。1日に0・15g以上タンパクが出ている場合、腎臓は確実に障害されています。0・5g以上では、かなり障害は進んでいます。

いっぽう、血尿は必ずしも腎臓が悪いということには直結しません。尿の流れ道である腎臓・腎臓と膀胱《ぼうこう》を結ぶ尿管《にょうかん》、そして膀胱、その出口である尿道《にょうどう》のどこかから出血していることを示しています。多くの場合は、結石《けっせき》や膀胱炎ですが、道筋のどこかに、がんができている場合もあります。

ですから、タンパク尿と血尿はまったく意味合いが違います。血尿は、様子を見てもいいケースがありますが、タンパク尿はほおっておいてはいけません。血尿だけなら、泌尿器科受診がすすめられますし、タンパク尿があれば内科、特に腎臓病専門の医師に相談するのがいいでしょう。

さらに初期の〝腎臓の疲れ〟を知らせてくれる検査項目に、**尿中アルブミン**があります（普通の健康診断には入っていません）。

腎臓の篩の部分がすこしだけ壊れてくると、まずタンパク質の成分のなかで比較的小さなアルブミンが漏《も》れ始めるようになります。尿のなかに排泄されるアルブミンの量が1日30mg以上ならば、腎臓がすこしおかしくなりかけてきたことを、３００mg以上ならば、はっきり腎臓に障害があることを示しています。

腎臓が悪い人は将来、腎臓病だけでなく、心筋梗塞や脳卒中などの病気になりやすいことが、最近の調査研究でわかってきました。糖尿病の腎臓合併症では、まずアルブミン尿が認められます。最近では、肥満していることだけでも腎臓に障害が起こり、アルブミン尿が起こることもわかってきました。

ですから、糖尿病や肥満、高血圧がある方にとって、尿中アルブミン排泄量を測定することは、「腎臓の時間」を知るうえで大変意味のあることです。

**○尿中アルブミン**――肝臓で作られ、尿に溶けているタンパク質のこと。微量アルブミン尿の段階は、腎臓の障害が始まった状態であり、顕性《けんせい》アルブミン尿の段階は、明らかに腎臓の障害があり、尿タンパクも陽性になる時期。

㊍30mg／day以下

| 基準値を超えた場合の判断 | |
| --- | --- |
| 30mg／day以上 | 微量アルブミン尿 |
| 300mg／day以上 | 顕性アルブミン尿 |

**「臓器の疲れ」が極限に達したら……**

「臓器の疲れ」が極限に達すると、「臓器不全」という状態に陥ります。不全とは、英語で言うとfailure（フェイラー）のことで、「失敗」という意味です。臓器がどうがんばっても失敗ばかり、うまく機能できないことを示しています。これは、もう後戻りできない状態です。重症の心不全では、死が間近に迫っていますし、末期の腎不全になると、透析《とうせき》しなければ生きていけません。

臓器不全の前段階には必ず、臓器ががんばり過ぎる時期があります。

心臓では、心不全の前段階に心肥大になります。腎臓でも、糖尿病になって腎臓がダメージを受けると、糸球体が大きくなってきます（糸球体肥大）。こうした時期に、BNPが上昇し、アルブミン尿が出現します。

臓器ががんばり過ぎる状態が続いていると、無理がたたり、突然フェイラーに陥ってしまいます。ですから、「臓器の疲れ」を早く知ることが「臓器の時間」が進み過ぎないようにするためにはとても大切なのです。

**謝辞**　出版にあたり、祥伝社新書編集長の水無瀬尚さん、デスクの飯島英雄さんには本当にお世話になりました。

おふたりには、最初お出会いした時に、私がいったい誰にどんなことを伝えたいと思っているのかをいきなり言い当てられ、一気に間合《まあ》いを詰められてしまいました。

そして、終始一足一刀《いっそくいっとう》の距離感でサポートいただきました。心より感謝いたします。

切りとり線

## ★読者のみなさまにお願い

この本をお読みになって、どんな感想をお持ちでしょうか。祥伝社のホームページから書評をお送りいただけたら、ありがたく存じます。今後の企画の参考にさせていただきます。また、次ページの原稿用紙を切り取り、左記まで郵送していただいても結構です。

お寄せいただいた書評は、ご了解のうえ新聞・雑誌などを通じて紹介させていただくこともあります。採用の場合は、特製図書カードを差しあげます。

なお、ご記入いただいたお名前、ご住所、ご連絡先等は、書評紹介の事前了解、謝礼のお届け以外の目的で利用することはありません。また、それらの情報を6カ月を越えて保管することもありません。

〒101-8701（お手紙は郵便番号だけで届きます）
祥伝社新書編集部
電話03（3265）2310
祥伝社ホームページ　http://www.shodensha.co.jp/bookreview/

★本書の購買動機（新聞名か雑誌名、あるいは○をつけてください）

| | | | | | |
|---|---|---|---|---|---|
| ＿＿＿＿新聞の広告を見て | ＿＿＿＿誌の広告を見て | ＿＿＿＿新聞の書評を見て | ＿＿＿＿誌の書評を見て | 書店で見かけて | 知人のすすめで |

★100字書評……臓器の時間

名前

住所

年齢

職業

伊藤 裕　いとう・ひろし

慶應義塾大学医学部教授。医学博士。1957年、京都市生まれ。1983年京都大学医学部卒業、同大学大学院医学研究科博士課程修了。ハーバード大学医学部博士研究員、スタンフォード大学医学部博士研究員、京都大学大学院医学研究科助教授を経て、2006年から現職。専門は高血圧、糖尿病血管合併症、再生医学、抗加齢医学。世界ではじめて「メタボリックドミノ」を提唱、注目を集める。高峰譲吉研究奨励賞など受賞多数。著作に『臓器は若返る』『腸！ いい話』など。

**臓器《ぞうき》の時間《じかん》**
**進《すす》み方《かた》が寿命《じゅみょう》を決《き》める**

**伊藤《いとう》 裕《ひろし》**

2013年12月10日　初版第1刷発行

発行者……………竹内和芳
発行所……………祥伝社《しょうでんしゃ》
〒101-8701　東京都千代田区神田神保町3-3
電話　03(3265)2081(販売部)
電話　03(3265)2310(編集部)
電話　03(3265)3622(業務部)
ホームページ　http://www.shodensha.co.jp/
装丁者……………盛川和洋
印刷所……………萩原印刷
製本所……………ナショナル製本


Printed in Japan　ISBN978-4-396-11348-3　C0247

〈祥伝社新書〉
# 医学・健康の最新情報を読む!

190
## 発達障害に気づかない大人たち
ADHD・アスペルガー症候群・学習障害……全部まとめて、これ1冊でわかる
福島学院大学大学院教授 星野仁彦《よしひこ》

304
## 「医療否定」は患者にとって幸せか
「がんは治療しないほうがいい」など「医療悪玉説」への反論!
医師 村田幸生《ゆきお》

307
## 肥満遺伝子 やせるために知っておくべきこと
太る人、太らない人を分けるものとは? 肥満の新常識!
順天堂大学大学院教授 白澤卓二

314
## 「酵素」の謎 なぜ病気を防ぎ、寿命を延ばすのか
人間の寿命は、体内酵素の量で決まる。酵素栄養学の第一人者がやさしく説く
医師 鶴見隆史《たかふみ》

319
## 本当は怖い「糖質制限」
糖尿病治療の権威が警告! それでも、あなたは実行しますか?
医師 岡本卓《たかし》